【中华国学经典精粹】

老老恒言

[清] 曹庭栋 著 焦娜 评译

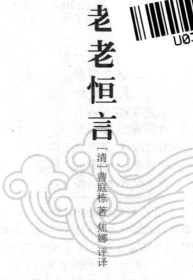

北京联合出版公司
Beijing United Publishing Co.,Ltd

图书在版编目（CIP）数据

老老恒言 /（清）曹庭栋著；焦娜评译. —北京：
北京联合出版公司, 2016.11（2023.5 重印）
　（中华国学经典精粹）
　ISBN 978-7-5502-9146-1

　Ⅰ.①老… Ⅱ.①曹… ②焦… Ⅲ.①老年人—养生
（中医）—中国—清代 Ⅳ.①R161.7②R212

中国版本图书馆CIP数据核字（2016）第277642号

老老恒言

作　　者: 曹庭栋
选题策划: 宿春礼
责任编辑: 李　征
封面设计: 新纪元工作室
版式设计: 新纪元工作室
责任校对: 付玮婷

北京联合出版公司出版
（北京市西城区德外大街83号楼9层　100088）
三河市冀华印务有限公司　新华书店经销
字数: 130千字　787毫米×1092毫米　1/32　5印张
2017年1月第1版　2023年5月第7次印刷
ISBN 978-7-5502-9146-1
定价: 12.00元

前　言

　　《老老恒言》由清代曹庭栋所著，是一部老年养生学专著。周作人对本书评价极高，认为是给老年人看的"好书"，是可以作为"六十寿礼"的书。

　　曹庭栋生于康熙三十八年（1699），卒于乾隆五十年（1785），字楷人，号六圃，浙江嘉善魏塘镇人。他一生淡泊名利，以读书为乐，在当地享有孝名。他曾为了给母亲祝寿，在自家花园挖土为池，累土为山以奉母，名之曰慈山，自号慈山居士。他晚年为读书写作，不下楼者三十年，所坐木榻穿而复补。一生著述颇丰，主要有《宋百家诗存》《产鹤亭诗集》《易准》《昏礼通考》《孝经通释》《逸语》《琴学》。

　　曹庭栋自幼身体羸弱多病，对养生之学颇为留意。七十五岁时由于"薄病缠身"，参考《周易》《唐会要》《本草纲目》《伤寒方》《欧阳文忠公集》等三百零七种古书，并结合自己的养生经验写成《老老恒言》。

　　《老老恒言》一书传承了《黄帝内经》的养生理论，广泛收集历代养生学著作的精华之处，但是并不盲从这些观点，而是亲身实践，形成自己独特鲜明的养生观点。本书紧紧围绕老年人长寿养生这一主题，不务空言，不近丹药，不求仙方，而是从日常生活的方方面面入手，慎起居、节饮食，切切于日用琐碎，浅近易行，告诉人们衣食住行皆可养生，行走坐卧均有学问。

全书共分为五卷，前二卷叙起居动定之宜，如安寝、饮食、出门、防疾、慎药、消遣、导引等；次二卷列居处备用之物，如衣、帽、床、枕、被、褥等；末附粥谱一卷，列粥近百种，皆为调养治疾之需。全书内容全面，可谓老年人养生的百科全书。

虽说《老老恒言》是一本养生经典，但毕竟年代久远，其中有些语句现代人不能完全看懂，本书将《老老恒言》的原文逐段翻译成通俗易懂的现代白话文。希望热爱养生的朋友能够轻松阅读，获得全面而实用的养生知识。

目　录

《老老恒言》自序

【原文】

孟子言：老吾老以及人之老[①]。庭栋久失怙恃[②]，既无吾老之可老，今吾年七十有五，又忽忽[③]不觉老之及吾，宜有望于老吾者之使吾克遂其老也。嗣孙应谷，年甫弱龄[④]，未能老吾之老，并不知吾之老。

吾惟自知其老，自老其老而已。老之法，非有他也，宋张耒[⑤]曰："大抵养生求安乐，亦无深远难知之事，不过起居寝食之间尔。"昨岁壬辰[⑥]，自秋而冬，以迄今春，薄病缠绵，动多拂意，此正老态毕现。

欲得所以老之法，能荟萃其类者，卒罕成书也。爰于卧室呻吟之余，随事随物留心体察，间披往籍。凡有涉养生者，摘取以参得失，亦只就起居寝食琐屑求之。《素问》所谓"适嗜欲于世俗之常"，绝非谈神仙讲丹药之异术也，纵无解于老，亦自成其为老，更无待于老吾者，而所以老之法在是，而吾所以自老其老亦在是，随笔所录，聚之以类，题曰《老老恒言》。其中有力易办者，有力不易办者，有易办而亦非必办者，有不易办而不可不办者，概存其说，遂付梓[⑦]以公诸世，是即所谓及人之老，可各竭其力，各老其老，俾[⑧]老者起居寝食，咸获康宁之福，竟若不自知其老，优游盛世，以享余年，吾之老与人之老，得同为太平安乐之寿民，岂非大幸与! 岂非大幸与!

乾隆三十八年，岁在昭阳大荒落之涂月上浣，慈山居士曹庭栋书于观妙楼。

【注释】

①老老以及人之老：语出《孟子·梁惠王上》："老吾老，以及人之老；幼吾幼，以及人之幼。"意思是在赡养孝敬自己的长辈时不应忘记其他与自己没有亲缘关系的老人，在抚养教育自己的小孩时不应忘记其他与自己没有血缘关系的小孩。②怙恃：原意指依靠、凭借，后指代父母。《诗经·小雅·蓼莪》："无父何怙，无母何恃！"③忽忽：形容时间过得飞快。④弱龄：弱冠之年，指二十岁。⑤张耒（lěi，1054—1114）：字文潜，号柯山，人称宛丘先生、张右史。因其仪观甚伟，魁梧逾常，所以人复称其"肥仙"。北宋文学家，擅长诗词。⑥壬辰：此处指1772年。⑦付梓：指书稿雕版印行。梓，刻版，古代以木制版印刷，在木板上刻字叫梓。⑧俾：使。

【译文】

孟子说：在赡养孝敬自己的长辈时，不应忘记其他与自己没有亲缘关系的老人。我从小失去父母，没有需要赡养的父母，今年我七十五岁了，也没有觉察到自己已经老了，我希望有能够赡养孝顺我的晚辈，让我晚年无忧。我的孙子应谷，才刚到弱冠之年，还不能赡养我，而且他也没有觉察到我已经老了。

我只有自己知道自己老之已至，自己照顾好自己。养老的方法，没有什么特殊的。宋代张耒说："凡是养生求安乐的，也没有什么深奥晦涩的事情。不过是在饮食起居中注意罢了。"去年从秋到冬，再到今年春天，我的身体一直有病，做什么都感觉不舒服，这就是年老的表现。

我为了得到养生之法，便搜集一些养生的道理，这样的书却很少。于是我在卧室内养病之余，随时用心观察周围的事物，翻阅古书典籍，凡是涉及养生的，我都摘录下来验证效果，大多也只是关于起居饮食之类的琐事。正如《黄帝内经·素问》所说，"关注日常生活的细节调养"，不同于神仙丹药之类的异术，纵然不能阻止衰老，老年人也可以用来照顾自己，而不用等谁来照顾，老年人养老的方法在于此，我自己养老的方法也在于此。我记录的随笔，都分门别类，书名叫作《老老恒言》。书中有容易做到的，有不容易做到的；有容易做到但不是必须做到的，有不容易做到但是必须做到的。这里面说的道理，刊印出来公之于世，是希望阅读此书的人能够照顾好自家的老人，也能够记得照顾别人家的老人，老年人也能够尽力照顾好自己。希望老年人在日常起居饮食上调养好自己，福寿安康，甚至感觉不到自己老了，在太平盛世间安享晚年。我和其他老人都能够做太平安乐的长寿之人，难道不是一件大幸之事吗？

乾隆三十八年（1773），即癸巳年十二月上旬，慈山居士曹庭栋书于观妙楼。

《老老恒言》金序

【原文】

吾乡曹慈山先生，神仙中人也。曹氏自前明迄本朝，家世文学，侍从①相继，鼎贵者百余年。己未②丙辰③，两次鸿博④。祖子顾少宰⑤（尔堪），兄古谦明经⑥（庭枢），皆就征。慈山亦为浙抚⑦所延访⑧，而辞之坚，故未与。先生幼从羸疾，俗所谓童子痨⑨，终其身未出乡里。家素华胈⑩，不问治生事。天性恬淡，虽博极群书，于经学、史学、词章⑪、考据⑫无不通，而不屑蹈坛坫⑬标榜之习，朋俦⑭绝鲜，声华⑮阒如⑯。辟园林于城中，池馆相望，有白皮古松数十株，风涛倾耳，如置身岩壑。终日焚香鼓琴，意致旷远，至九十余乃终。年届大耋⑰，犹姬侍满前，不事药饵，不希导引，惟以自然为宗，故能颐养天和⑱，克享遐寿。其所学不悖濂洛⑲，不师老庄，亦不旁涉二氏⑳，夐然㉑为一家言。所辑《宋百家诗存》，及讲经各种，皆采入《四库全书》。此《老老恒言》二卷，乃自言其养生之道，慎起居，节饮食，切切㉒于日用琐屑，浅近易行，而深味之，古今至理，实已不外乎此。引证书至数百种，可谓博而约矣。兵燹[23]后板毁，乃为重梓问世。先生当康雍乾三朝，为中天[24]极盛之运，以布衣伏处山林，自达天德[25]，同辈中如归愚[26]、随园[27]、箨石[28]、山舟[29]，虽年齿相埒[30]，而身心之泰，视先生远矣。三公[31]万户[32]，莫能易之。然使他人处先生之境，或有未甘暗淡至此，斯其所以为高，斯其所以不可及欤！

同治九年[33]八月，同里后学表从甥金安清谨识[34]于武林[35]舟次[36]。

【注释】

①侍从：指在帝王或官吏身边侍候卫护的人。②己未：康熙十八年（1679）。③丙辰：乾隆元年（1736）。④鸿博：科举考试博学鸿词科的省称。⑤少宰：明清常用作吏部侍郎的别称。⑥明经：明清时期对贡生的尊称。⑦浙抚：浙江巡抚。⑧延访：延请访问。⑨童子痨：一种儿童疾病，中医指儿童所患的肺结核病，也指其他慢性疾病引起的虚弱症，这个词在西医中是不成立的，西医叫肺结核。⑩华胒（wǔ）：美衣丰食，这里指家底丰厚。⑪词章：同"辞章"，诗文的总称。⑫考据：即"考证"。研究文献或历史问题时，根据资料来考核、证实和说明。⑬坛坫（diàn）：指文人集会或集会之所，引申为文坛。⑭朋俦（chóu）：同辈。⑮声华：声誉。⑯阒（qù）：寂静的样子。⑰大耋（dié）：高寿。耋，年老，七八十岁的年纪。⑱天和：自然的和气，这里指人的元气。⑲濂洛：北宋理学的两个学派。濂，指濂溪的周敦颐。洛，指洛阳的程颢和程颐。⑳二氏：指佛、道两家。㉑戛（jiá）然：文采出众。㉒切切：深切。㉓兵燹（xiǎn）：因战乱而造成的焚烧破坏等灾害。燹，是野火，多指兵乱中纵火焚烧。㉔中天：比喻盛世。㉕天德：天的德性。㉖归愚：指沈德潜（1673—1769），清代诗人，字确士，号归愚。所著有《沈归愚诗文全集》，又选有《古诗源》《唐诗别裁》《明诗别裁》《清诗别裁》等，流传颇广。㉗随园：指袁枚（1716—1797），清代诗人、散文家。字子才，号简斋，晚年自号仓山居士、随园主人、随园老人。作品集为《随园全集》。㉘箨（tuò）石：指钱载（1708—1793），字坤一，号箨石，又号匏尊，晚号万松居士、百福老人。清代诗人、书画家，著有《石斋诗文集》。㉙山舟：指梁同书（1723—1815），字元颖，号山舟，晚自署不翁、新吾长，大学士梁诗正之子。梁同书生性重孝，以书法著名。㉚埒（liè）：等同。㉛三公：明清时期以太师、太傅、太保为三公。㉜万户：指食邑万户之侯，后用以泛指高爵显位。㉝同治九年：1870年。㉞识（zhì）：记。㉟武林：指杭州。㊱舟次：行船途中，船上。

【译文】

我乡里的曹慈山先生，是个神仙一样的人物。曹氏家族从明朝到现在，世代书香，相继服侍在帝王左右，显赫尊贵的地位已经有一百多年了。己未年和丙辰年，曹氏家族两次有人参加博学鸿词科的考试。慈山先生的祖父礼部侍郎曹子顾，兄长贡生曹古谦，都接受过征召。慈山先生也被浙江巡抚延请访问过，而先生坚决推辞，所以最终没有接受过征召。先生小时候瘦弱多病，就是俗话所说的童子痨，所以终生都没有走出过家乡。先生家里衣食富足，不用过问谋生之事。他天性恬静淡然，虽然博览群书，在经学、史学、辞章、考据方面无所不通，但不屑于文坛互相吹嘘标榜的习惯，所以同辈的朋友很少，名声也不太大。先生在城中开辟园林，池塘和院舍遥相对望，有数十株白皮古松，风过松林，响彻耳畔，如同置身于山峦溪谷中。慈山先生每日都焚香弹琴，志趣高远，一直活到近九十岁才去世。到八九十岁时，仍然有姬妾服侍在旁，不服用药物，不用导引，只是顺其自然，所以能够养护元气，享受天年。先生的所学不违背周程理学的思想，不效法老庄之道，也不涉及佛道之法，文采出众而自成一家。他编辑的《宋百家诗存》，以及讲解经典的各类书籍，都被收录进《四库全书》。这本《老老恒言》二卷，是他讲述自己的养生方法，要点在于谨慎起居，调节饮食，深切注意日常琐事，这些养生方法简单易行，但仔细体会，从古至今最高明的道理，确实走不出这个范围。先生此书引用的参考书有数百种之多，可以说是既广博又简约了。在战乱的时候，刻书的雕版被毁坏了，如今是重新刻版发行。慈山先生在康熙、雍正、乾隆三朝这最鼎盛的时期，以一介平民的身份隐居山林，自己感悟天道自然的道理，同辈中像沈德潜、袁枚、钱载、梁同书等人，虽然年龄相当，但身心的自然安定，比先生差远了。三公万户的权势，也不能改变先生的志向。然而让其他人处在慈山先生的境地，大概有人不甘如此默默无闻，这就是先生高于他人之处，也是他人无法企及的原因。

同治九年八月，同乡后辈学生表从甥金安清记于杭州行船途中。

卷一

安寝

【原文】

少寐乃老年大患。《内经》谓：卫气[①]不得入于阴，常留于阳，则阴气虚，故目不瞑。载有方药，罕闻奏效。邵子[②]曰："寤则神栖于目，寐则神栖于心。"又曰："神统于心。"大抵以清心为切要，然心实最难把捉。必先平居静养，入寝时，将一切营为[③]计虑举念即除，渐除渐少，渐少渐无，自然可得安眠。若终日扰扰，七情火动，辗转牵怀，欲其一时消释，得乎？

【注释】

①卫气：中医名词。人体中饮食水谷所化生之精气，运行于脉外的气。卫有保卫、卫护之意，卫气具有温养内外，护卫肌表，抗御外邪，滋养腠理，开阖汗孔的作用。②邵子：字尧夫，谥号康节，自号安乐先生、伊川翁，后人称百源先生。北宋哲学家、易学家，有"内圣外王"之誉。创"先天学"，以为万物皆由"太极"演化而成。著有《观物篇》《先天图》《伊川击壤集》《皇极经世》等。③营为：操劳的事。

【译文】

人到老年睡眠会减少，这成为老年人的忧患。《黄帝内经》中认为：我们不能闭目安睡是由于卫气常常留在阳分，没有进入阴分。医书中记载的药方，也很少有见效的。邵雍说："醒着的时候精神在眼上，睡觉的时候精神在心上。"又说："神由心所统摄。"大概的意思是说清心的重要性。但是，心实在是最难琢磨与把握的，必须在日常生活中注重对心灵的静养。睡觉的时候，心里什么都不要想，心里面一有念头就将它消除，杂念由多到少，由少到无，这样一来自然便能很快睡着；如果每天都被杂念困扰，七情扰动心火，心中总有事情惦记，杂念要想很快消除，可以做到吗？

【原文】

《南华经》①曰："其寐也魂交②。"养生家曰："先睡心，后睡目。"俱空言拟议而已。愚谓寐有操、纵二法：操者，如贯想头顶，默数鼻息，返观③丹田④之类，使心有所着，乃不纷驰，庶可获寐；纵者，任其心游思于杳渺⑤无朕⑥之区，亦可渐入朦胧之境。最忌者，心欲求寐，则寐愈难。盖醒与寐交界关头，断非意想所及，惟忘乎寐，则心之或操或纵，皆通睡乡之路。

【注释】

①《南华经》：本名《庄子》，是道家经典，为战国早期庄子及其门徒所著。汉代道教出现以后，便尊之为《南华经》，且封庄子为南华真人。《汉书·艺文志》载其五十二篇，今存三十三篇，分为三部分：内篇七、外篇十五、杂篇十一。内篇为庄子所著；外篇多数为庄子所著，但间有其弟子篡补者；杂篇多为后学弟子所推衍。②其寐也魂交：见《庄子·内篇·齐物论》。意思是在梦中与精神交接。③返观：亦作"反观"，指用自己的心灵观察世界。④丹田：原是道教修炼内丹中的精气神时用的术语，位置处于人体的黄金分割线上。道教称人体有三丹田：在两眉间者为上丹田，在心下者为中丹田，在脐下者为下丹田。此处指下丹田。⑤杳渺：悠远、渺茫貌。⑥朕：迹象。

【译文】

《南华经》中说："睡眠的时候人会在梦中与精神交换。"养生专家说："先让心安睡，之后让眼睛安睡。"我认为这都是凭空臆想说出的话。想要入睡，可以利用操、纵二法。操法，比如说把精神集中在头顶，默默地想着自己的呼吸数，反观丹田等，让心思集中在一件事情上，才不至于心神分散，这样才能睡着；纵法，任由自己的心思飘游于无边无际的地方，也能够让自己慢慢地产生睡意。最忌讳的是，一心想着睡觉，这样反而会更加睡不着。这是因为醒和睡觉的交界时刻，并不是你的心意所能够控制的，只有忘记了睡眠，或用操法、或用纵法，才能进入梦乡。

【原文】

《语》①曰："寝不尸②。"谓不仰卧也。相传希夷③安睡诀：左侧卧则屈左足，屈左臂，以手上承头，伸右足，以右手置右股间；右侧卧反是。半山翁④诗云："华山处士如容见，不觅仙方觅睡方。"此果其睡方耶？依此而卧，似较稳适，然亦不得太泥，但勿仰卧可也。

【注释】

①《语》：指《论语》。②寝不尸：见《论语·乡党》。指睡觉不要像尸体一样挺着。③希夷：陈抟（871—989），字图南，号扶摇子，赐号希夷先生。老子故里亳州真源县（今河南省鹿邑县太清宫镇陈竹园村）人，五代宋初著名道教学者、隐士。④半山翁：王安石（1021—1086），字介甫，号半山，谥文，封荆国公。世人又称王荆公。北宋抚州临川（今江西省抚州市临川区邓家巷）人，中国历史上杰出的政治家、思想家、文学家、改革家，唐宋八大家之一。

【译文】

《论语》中说："睡觉的时候不要像尸体一样挺着。"意思就是不要仰着睡觉。相传希夷先生的《安睡诀》中是这样说的：朝左边卧着，就屈着左脚和左臂，用左手支撑着头部，右脚伸直，把右手放在右边大腿上，朝右边卧着则相反。王安石的诗中说："华山处士如容见，不觅仙方觅睡方。"果然是睡觉的好方法！依照这种姿势睡觉，确实是比较舒适的，但是也不应该过分拘泥于此，只要不仰卧就是了。

【原文】

《记·玉藻》①曰："寝恒东首。"谓顺生气而卧也。《保生心鉴》②曰："凡卧，春夏首向东，秋冬首向西。"愚谓寝处必安其常，《记》所云"恒"也。四时更变，反致不安。又曰："首勿北卧③。"谓避阴气④。《云笈七签》⑤曰："冬卧宜向北。"又谓乘旺气矣。按：《家语》⑥曰："生者南向，死者北首，皆从其初也⑦。"则凡东西设床者，卧以南首为当。

【注释】

①《记·玉藻》：指《礼记·玉藻》。《礼记》是研究中国古代社会情况、典章制度和儒家思想的重要著作。《玉藻》篇从服饰、玉佩、冠饰、车马饰等多个方面介绍了周代贵族服饰的礼仪制度和日常生活规范。②《保生心鉴》：气功养生著作，作者是明代铁峰居士。书中以医理为主，阐述养生除疾之法，内容实用。③首勿北卧：《千金要方·道林养性》曰："首勿北卧，及墙北亦勿安床。"④阴气：寒气。⑤《云笈七签》：是择要辑录《大宋天宫宝藏》内容的一部大型道教类书。⑥《家语》：《孔子家语》，又名《孔氏家语》或《家语》，是一部记录孔子及孔门弟子思想言行的著作。⑦从其初也：都是遵从上古的礼仪，不是现代之礼俗。

【译文】

《礼记·玉藻》中说："睡觉的时候头应该朝向东边。"也就是说要顺应东方的生发之地而躺着。《保生心鉴》中说："睡觉的时候，春天和夏天头要向着东边，秋天和冬天头要向着西边。"我觉得，睡觉时头的朝向要保持稳定，就像《礼记》中说的"恒"。依据四季变化头的朝向，反倒会睡不安稳。又说："睡觉时头不要朝着北边。"这样可以避免寒气。《云笈七签》中说："冬天头最好朝向北。"这样可以吸取北方的旺气。按:《孔子家语》中说:"活着的人头应该朝南,死了的人头应该朝北。这些都是上古的礼仪。"凡是东西朝向的床,睡觉的时候,头最好朝南。

【原文】

卧不安,宜①多反侧。卧即安,醒时亦当转动,使络脉流通。否则半身板重,或腰肋痛,或肢节酸者有之。按:释氏②戒律,卧惟右侧,不得转动,名吉祥睡。此及戒其酣寐,速③之醒也,与老年安寝之道正相反。

【注释】

①宜:原作"易",此处根据意思改动。②释氏:佛姓"释迦"的略称。也指佛或佛教。③速:催促。

【译文】

睡得不安稳时,多多转动身子。即使睡得安稳,醒来的时候也要转动身体,让脉络通畅。不然的话就会半身呆板沉重,抑或是腰肋疼痛,抑或是四肢关节酸疼。按照佛家的戒律,睡觉的时候只能朝向右侧,不能转动,这种睡姿叫作吉祥睡。这种睡姿可以防止睡得太沉,让人早醒,和老年人的安睡之道正好相反。

【原文】

胃方纳食,脾未及化,或即倦而欲卧,须强耐之。《蠡海集》①曰:"眼眶属脾,眼开眶动,脾应之而动。"又曰:"脾闻声则动,动所以化食也。"按:脾与胃,同位中州②,而膜联胃左,故脉居右而气常行于左。如食后必欲卧,宜右侧以舒脾之气。《续博物志》③云:"卧不欲左胁。"亦此意。食远则左右胥宜。

【注释】

①《蠡海集》:明王逵撰,分天文、地理、人身、庶物、历数、气候、鬼神、事义八门。②中州:本为河南省的古称,此处指人体中部。③《续博物志》:宋李石撰,共十卷,补充张华《博物志》中所未备。包括天象、山川地理、历史人物、草鸟虫鱼以及神仙方技等方面的内容。

【译文】

进食之后脾胃还没有消化,即使感觉到疲倦也不能立刻躺着,要忍耐一会儿。《蠡海集》中说:"脾统摄着眼眶,眼睛睁开眼眶就会动,脾就会随之活动。"又说:"听到声音脾就会活动,活动的时候就能消化食物。"按:脾和胃都在人体的中部,脾靠一层膜连接在胃的左边,所以脉在右边,气在左边。如果进食之后非要躺着,最好是朝右侧来通畅脾气。《续博物志》中说:"睡觉不应该压迫左胁。"说的就是这个意思。进食很久之后,朝左躺和朝右躺就一样了。

【原文】

觉须手足伸舒,睡则不嫌屈缩,《续博物志》云"卧欲足缩"是也。至冬夜,愈屈缩则愈冷。《玉洞要略》①曰:"伸足卧,一身俱暖。"

试之极验。杨诚斋《雪》诗②云："今宵敢叹卧如弓。"所谓愈屈缩愈冷，非耶？

【注释】

①《玉洞要略》：张杲著。道教著作。②杨诚斋《雪》诗：指杨万里的《霰》。杨万里，字廷秀，号诚斋，吉州吉水（今江西省吉水县）人。南宋著名诗人，一生力主抗金，与尤袤、范成大、陆游合称南宋"中兴四大诗人"。

【译文】

清醒的时候，手脚应该伸展舒张，睡觉的时候，则应该屈缩身体，《续博物志》中说"睡觉的时候要让脚屈缩着"就是这个意思。到了冬天的夜里，越是屈缩越觉得寒冷。《玉洞要略》中说："伸直腿睡觉，全身暖和。"我睡觉的时候试了一下，确实如此。杨诚斋《霰》诗中说"今宵敢叹卧如弓"，说的就是越屈缩身体越冷，不是吗？

【原文】

就寝即灭灯，目不外眩，则神守其舍。《云笈七签》曰："夜寝燃灯，令人心神不安。"《真西山卫生歌》①曰："默寝暗眠神晏如。"亦有灭灯不成寐者，锡制灯笼，半边开小窦以通光，背帐置之，便不照耀及目。

【注释】

①《真西山卫生歌》：真德秀所著养生歌诀。真德秀（1178—1235），字景元，后更为希元，号西山，后世称其西山先生。福建浦城（今福建省浦城县晋阳镇）人。本姓慎，因避宋孝宗赵昚（shèn，音慎）讳改姓真。

【译文】

睡觉的时候要熄灯，眼睛不受外物迷惑，心神才能安宁。《云笈七签》中说："晚上睡觉的时候开着灯会让人心神不宁。"《真西山卫生歌》中说："默寝暗眠神晏如。"也有的人睡觉的时候如果把灯熄灭就睡不着，用锡制作灯笼，半边开个小孔来通光，背着床帐放，这样就不会照着眼睛。

【原文】

寝不得大声叫呼。盖寝则五脏如钟磬①不悬，不可发声。养生家谓多言伤气，平时亦宜少言，何况寝时？《玉笥要览》②曰："卧须闭口，则元气不出，邪气不入。"此静翕③之体，安贞④之吉也，否则令人面失血色。

【注释】

①磬：古代打击乐器，形状像曲尺，用玉、石制成，可悬挂。②《玉笥要览》：丘处机著。③翕：合，聚，和顺。④安贞：静而正。语本《易·坤》："安贞吉……《象》曰：安贞之吉，应地无疆。"

【译文】

睡觉之后不能大声叫喊。这是因为人睡觉的时候，应该像钟磬不再挂在架子上，不再出声。养生家认为多说话伤气，平时也不要多说话，更何况是睡觉的时候。《玉笥要览》中说："睡觉时应该闭着嘴巴，这样，元气不会流出人体，邪气不会进入人体。"让身体保持收敛安静的状态，就会健康，不然的话人就会面无血色。

【原文】

头为诸阳之首①。《摄生要论》②曰："冬宜冻脑。"又曰："卧不覆首。"有作睡帽者，放空其顶，即冻脑之意。终嫌太热，用轻纱包额，如妇人包头式，或狭或宽，可趁天时，亦惟意所适。

【注释】

①诸阳之首：中医认为，头部是"诸阳之会"。人体十二经脉中，手三阳的经脉是从手走向头部，足三阳的经脉是从头走向足部，所以说头部是人体阳经汇聚的地方。②《摄生要论》：明吴黜的养生著作。吴黜，字方恒，一字华生，又字凝真，号冰蟾子，江南华亭县（今上海市金山区）人，生辰不详。

【译文】

头部是诸阳经汇聚最多的地方。《摄生要论》中说："冬天不妨让脑袋冻一冻。"还说："睡觉的时候不要盖着脑袋。"有制作睡帽的人，把睡帽的顶掏空，就是要冻脑。如果始终觉得头部太热，可以像妇人包头一样用轻纱把头包上，根据天气的变化选择宽窄，怎么合适怎么做。

【原文】

腹为五藏之总，故腹本喜暖。老人下元①虚弱，更宜加意暖之。办兜肚，将蕲艾②槌软铺匀，蒙以丝绵，细针密行，勿令散乱成块。夜卧必需，居常亦不可轻脱。又有以姜桂及麝诸药装入，可治腹作冷痛。段成式③诗云："见说④自能裁祖肚⑤，不知谁更着帩头⑥。"注："祖肚，即今之兜肚。"

兜肚外再加肚束，腹不嫌过暖也。《古今注》⑦谓之腰彩，有似妇人袜胸⑧，宽约七八寸，带系之，前护腹，旁护腰，后护命门⑨，取益良多，不特卧时需之。亦有以温暖药装入者。

【注释】

①下元：中医中下元指肾气。②蕲艾：蕲州所产的艾草。蕲，蕲州，地名，属今中国湖北省。艾，多年生草本植物，嫩叶可食，老叶制成绒，针灸用。③段成式：字柯古，晚唐邹平（今属山东省滨州市）人，著名志怪小说家。在诗坛上，他与李商隐、温庭筠齐名。④见说：听说。⑤祖肚：兜肚。祖，贴身的内衣。⑥帩头：古代男子用来束发的巾。⑦《古今注》：晋崔豹撰，是一部对古代和当时各类事物进行解说诠释的著作。⑧袜胸：即抹胸，也就是兜肚。⑨命门：中医名词。一般指右肾，中医理论著作《难经·三十六难》中说："肾两者，非皆肾也，其左者为肾，右者为命门。命门者，诸神经之所舍，原气之所系也，故男子以藏精，女子以系胞。"

【译文】

腹部是五脏的总汇，所以腹部本来是喜欢暖的。老年人肾气虚弱，更要留意腹部的保暖。制作兜肚，将薪艾楗软铺均匀，盖上丝绵，用细针密实地缝好，不要让它散乱成块，晚上睡觉时必备，平时居家也不要轻易脱掉。还有的人用姜汁、桂皮和麝香等药物装入，可以治疗腹部冷痛。段成式的诗中说："见说自能裁相肚，不知谁更着帩头。"注："相肚，即今之兜肚。"

兜肚外面再加上一条肚束，腹部再暖也不为过。《古今注》中说的"腰彩"，好像妇人穿的兜肚，宽大概七八寸，用带子系住，前面可以保护腹部，旁边可以保护腰部，后面可以保护命门。好处很多，不只是睡觉的时候才能用，也有的人往里面装入温性药物。

【原文】

解衣而寝，肩与颈被覆难密。制寝衣如半臂①，薄装絮。上以护其肩，短及腰，前幅中分，扣钮如常。后幅下联横幅，围匝腰间，系以带，可代肚束。更缀领以护其颈。颈中央之脉，督脉也，名曰风府，不可着冷。领似常领之半，掩其颈后，舒其咽前，斯两得之矣。穿小袄卧，则如式作单者，加于外。《说丛》②云："乡党必有寝衣，长一身有半。"疑是度其身半之，如今着小袄以便寝，义亦通。

【注释】

①半臂：短袖或无袖上衣。②《说丛》：指西汉刘向所著《说苑·说丛》。《说苑》共二十卷，《说丛》为第十六卷。

【译文】

脱掉衣服睡觉，肩部和脖子很难盖严实。制作短袖的睡衣，里面装上一层薄棉絮。上面用来保护肩膀，长短到腰，前面中间分开，像平常一样扣上纽扣。后面的布下面横连着的布，围绕在腰间，系上带子，可以代替肚束。上面做一个衣领以保护脖子。脖子中间的经脉是督脉，穴位的名字叫"风府"，不能受凉。领子就像是普通领子一半高，掩着脖子后面，放松咽喉的部分，是一种一举两得的办法。如果穿着棉袄睡觉的话，可以按照此样式做一个单层的睡衣，加在小袄的外面。《说丛》中说："孔子在乡里，一定有睡衣，长度是一身半。"我怀疑睡衣的长度是量取身体的一半，就像现在的小袄以方便睡眠，意思也通顺。

晨兴

老年人往往天未明而枕上已醒，凡藏府有不安处，骨节有酸痛处，必于此生气觉之。先以卧功，次第行数遍（卧功见二卷导引内），反侧至再。俟日色到窗，方可徐徐①而起，乍起，慎勿即出户外，即开窗牖②。

【注释】

①徐徐：速度或节奏缓慢的样子。②牖（yǒu）：古建筑中室与堂之间的窗子。

【译文】

老年人通常是天还没有亮就醒来，凡是五脏六腑有不舒服的地方，骨节有酸痛的地方，肯定会在这阳气生发的时候有所感觉。先做卧功，按照顺序做几遍（卧功见二卷导引内），然后反转身体。等到太阳照进窗户，再慢慢地起来，刚刚起床的时候不要去户外，也不要马上就打开窗子。

【原文】

春宜夜卧早起，逆之则伤肝；夏同于春，逆之则伤心；秋宜早卧早起，逆之则伤肺；冬宜早卧晏起，逆之则伤肾。说见《内经》。养生家每引以为据。愚谓倦欲卧而勿卧，醒欲起而勿起，勉强转多不适。况乎日出而作，日入而息，昼动夜静，及一定之理，似不得以四时分别。

【译文】

春季要晚睡早起，否则会有损肝脏；夏季和春季一样，否则会有损心脏；秋季要早睡早起，否则会损伤肺脏；冬季要早睡晚起，否则会损伤肾脏。这种说法是《黄帝内经》中记载的。养生专家总是引以为据。我认为，疲倦时如果不睡觉，已经醒了却不起床，勉强遵循这样的规则，反而会引起更多的不适。更何况，日出而作，日落而息，白天活动夜晚休息，这是阴阳运转的道理，不会根据四季的变化而变化。

【原文】

冬月将起时，拥被披衣坐少顷。先进热饮，如乳酪、莲子圆、枣汤之属以益脾，或饮醇酒以鼓舞胃气。乐天①诗所谓"空腹三杯卯②后酒"也。然亦当自审其宜。《易·颐卦·彖》曰："观颐，观其所养也；自求口实，观其自养也。"

【注释】

①乐天：即白居易，字乐天，号香山居士。②卯：卯时，早上五点到七点。

【译文】

冬天刚要起床的时候，拥着被子、披着衣服坐一会儿。先吃一点热的饮食，比如乳酪、莲子圆、枣汤之类的，对脾脏有好处，或者喝一点醇厚的酒用来鼓动胃气。正如白居易诗中说的"空腹三杯卯后酒"。然而也应该根据自己具体的身体情况喝适当的量。《易经·颐卦·彖》中说："观颐，就是观察所养的人，自求口食，则是观察其自养之道。"

【原文】

晨起漱口，其常也。《洞微经》①曰："清早口含元气，不得漱而吐之，当以津漱口，即细细咽津。"愚谓卧时终宵呼吸，浊气上腾，满口粘腻，此明证也。故去浊生清，惟漱为宜。《仲贤余话》曰："早漱口，不若将卧而漱。"然兼行之，亦无不可。

【注释】

①《洞微经》：即《上清洞微经》，道教上清派的代表经典，作者不详。

【译文】

早上起床漱口，是很平常的事情。《洞微经》中说："早上起床的时候，人的嘴里有元气，不能够漱口吐出，应该用唾液漱口，然后把唾液慢慢地咽下去。"我认为，睡觉的时候一整夜呼吸，浊气会上腾，嘴巴中会感到黏腻，这是浊气上升的证据。所以要去浊生清，最好是漱口。《仲贤余话》中说："早上漱口，不如晚上快要睡觉的时候漱口。"如果早晚都漱口，那也是可以的。

【原文】

漱用温水，但去齿垢。齿之患在火[1]，有擦齿诸方，试之久，俱无效。惟冷水漱口，习惯则寒冬亦不冰齿，可以永除齿患。即当欲落时，亦免作痛。

【注释】

①齿之患在火：牙齿的疾病多是由于上火引起的。

【译文】

用温水漱口，只是去除了牙齿上的污垢。牙齿的疾病多是因为上火，有一些擦洗牙齿的药方，但是都没有什么长久的效果。只有用冷水漱口，习惯后即便是冬天用冷水漱口也不会觉得寒冷，可以长久地去除牙齿的疾病。就算牙快掉了，也能够免除牙齿疼痛。

【原文】

骔刷[1]不可用，伤辅[2]肉也，是为齿之祟。《抱朴子》[3]曰："牢齿之法，晨起叩齿三百下为良。"

【注释】

①骔（zōng）刷：用马或猪等颈上的硬毛做成的刷子。②辅：面颊。③《抱朴子》：东晋葛洪撰，是研究我国晋代以前道教史及思想史的宝贵材料。

【译文】

不能用骔刷刷牙，会伤到脸颊上的肉，是牙齿的祸患。《抱朴子》中说："坚固牙齿的方法，晨起叩齿三百下是最好不过的。"

【原文】

日已出而霜露未晞[1]，晓气清寒，最易触人。至于雾蒸如烟，尤不可犯。《元命包》[2]曰："阴阳乱则为雾。"《尔雅》[3]曰："地气发，天不应，曰雾。"《月令》[4]曰："仲冬[5]行夏令，则氛雾冥冥。"其非天地之正气可知。更有入鼻微臭，即同山岚之瘴，毒弥甚焉。《皇极经世》[6]曰："水雾黑，火雾赤，土雾黄，石雾白。"

【注释】

①晞：晒干。②《元命包》：指《春秋元命包》，西汉末假托经义而言符瑞的纬书。已佚。③《尔雅》：我国最早的一部解释词义的专著，也是第一部按照词义系统和事物分类来编纂的词典。④《月令》：这里指《礼记·月令》。月令是上古一种文章体裁，以四时为总纲、十二月为细目，以时记述天文历法、自然物候、物理时空，统治阶级以此来安排生产生活的政令，故名"月令"。⑤仲冬：农历十一月。⑥《皇极经世》：指《皇极经世书》，北宋邵雍撰，是一

部运用易理和易教推究宇宙起源、自然演化和社会历史变迁的著作。

【译文】

太阳已经升起，而霜露还没有干，早上的空气清寒，最容易触犯人体。尤其是像烟一样的雾气，更是不能够触犯。《春秋元命包》中说："阴阳错乱形成雾。"《尔雅》说："地气发生，天不接应，就成了雾。"《月令》中说："十一月施行夏天的法令，则会出现大雾朦胧的景象。"雾不是天地正气由此可知。有些雾气吸入鼻子后会有微微的臭味，像山中的瘴气一样，对人体有毒害。《皇极经世》中说："水雾是黑色的，火雾是红色的，土雾是黄色的，石雾是白色的。"

【原文】

每日空腹，食淡粥一瓯①，能推陈致新，生津快胃，所益非细。如杂以甘咸之物，即等寻常饮食。扬子云②《解嘲》③文云："大味必淡。"《本草》载有《粥记》，极言空腹食粥之妙。陆放翁④诗云："世人个个学长年，不悟长年在目前。我得宛丘平易法，只将食粥致神仙。"

【注释】

①瓯（ōu）：小盆。②扬子云：扬雄（前53—18），字子云，西汉辞赋家、文学家、哲学家、语言学家。③《解嘲》：扬子云所写的咏志抒怀的哲理赋。④陆放翁：陆游（1125—1210），字务观，号放翁，越州山阴（今浙江省绍兴市）人，南宋爱国诗人。

【译文】

每天早上空腹喝一小盆淡粥，能够促进新陈代谢，补气生津，补脾益胃，益处很多。如果掺入甜的或者咸的食物，则和平常的饮食没有什么区别了。扬雄《解嘲》中说："最好的味道肯定是淡味的。"《本草》中记载《粥记》，也说了很多关于空腹喝粥的妙处。陆游有诗说："世人个个学长年，不悟长年在目前。我得宛丘平易法，只将食粥致神仙。"

【原文】

清晨略进饮食后，如值日晴风定，就南窗下，背日光而坐，《列子》①所谓负日之暄②也。脊梁得有微暖，能使遍体和畅。日为太阳之精，其光壮人阳气，极为补益。过午阴气渐长，日光减暖，久坐非宜。

【注释】

①《列子》：又名《冲虚经》，是道家重要典籍。②负日之暄：后背对着太阳。

【译文】

清晨吃过早饭之后，如果赶上个风和日丽的好日子，就坐在南窗之下，后背冲着日光坐着，《列子》中说的"负日之暄"就是这个意思。后背暖了，全身就和畅了。日光是太阳的精华，能够壮人的阳气，对身体大有补益效用。过了正午，阳气衰退阴气渐长，不适合久坐。

【原文】

长夏晨兴，勿辄进食以实胃。夏火盛阳，销烁肺阴，先进米饮以润肺；稼穑作甘①，土能生金也。至于晓气清凉，爽人心目，惟早起乃得领略。寒山子②曰："早起不在鸡鸣前。"盖寅时初刻③，为肺生气之始，正宜酣睡，至卯气入大肠，方可起身。稍进汤饮，至辰气入胃，乃得进食。此四时皆同。

【注释】

①稼穑作甘：谷物味美。②寒山子（约691—793）：唐代贞观时期诗僧。③寅时初刻：指凌晨三点到三点十五分。

【译文】

夏天早上起来之后，不要马上吃东西充实胃腑。夏天炎热，耗损肺阴，先喝点米汤润润肺；谷物味甘，脾土能够生脾金。至于早上的空气清凉，只有早上起来才能够领略到。寒山子说："早上不要在鸡鸣之前起床。"因为寅时初刻，是肺修复调整的时段，正宜熟睡，到了卯时，大肠经当令，才能起床。稍稍喝点汤饮，到了辰时，胃经当令，才能吃东西。这个标准四季都一样。

盥洗

【原文】

盥①，洗手也。洗发曰沐，洗面曰靧②，洗身曰浴，通谓之洗。养生家言：发宜多栉③，不宜多洗。当风而沐，恐患头风。至年老发稀，沐似可废。

【注释】

①盥：洗手。②靧（huì）：洗脸。③栉（zhì）：梳头。

【译文】

盥，就是洗手的意思。洗头发叫作"沐"，洗脸叫作"靧"，洗身体叫作"浴"，以上这些的统称叫作"洗"。养生专家说：头发要经常梳，不适宜经常洗，迎风洗头发，会有患头疾的可能性。老年人头发稀疏，似乎可以不用洗头了。

【原文】

晨起先洗面，饭后、午睡后、黄昏后，俱当习以为常。面为五藏之华，频洗所以发扬之。《太素经》①曰："手宜常在面。"谓两手频频擦面也。意同。

【注释】

①《太素经》：即《太上老君太素经》。撰人不详，约出于汉末魏晋时期。经文仅五百余字，概述道生天地万物之宇宙观，以及忍辱守雌、冶心如水之人生观。

【译文】

早晨起来先洗脸，吃饭后、午睡后、黄昏后都应该洗脸。脸反映了人五脏的状况，常常用热水洗脸，可以让面部更有光彩。《太素经》中说："手宜常在面。"说的就是双手应该频繁地擦拭面部的意思。

【原文】

　　冬月手冷，洗以热水，暖可移时，颇胜烘火。《记·玉藻》曰："日五盥。"盖谓洗手不嫌频数耳。

【译文】

　　冬天手冷，用热水洗手，可以保持一段时间的缓和，胜过烤火。《礼记·玉藻》中说："每天要洗手五次。"大概是说洗手的次数不会因为过多而有什么不好。

【原文】

　　又《内则》①云："三日具沐，其间面垢燂②潘③请靧，足垢燂汤请洗。"燂，温也；潘，淅米汁也，即俗所谓米泔水。

【注释】

　　①《内则》：《内则》是《礼记》的一部分，主要内容是记载男女居室事父母、舅姑之法，即家庭主要遵循的礼则。②燂（tán）：烧热。③潘：淘米水。

【译文】

　　还有《内则》中说："三天洗一次澡，其间，脸上的污垢用淘米水来洗去，脚上的污垢用热水来洗。"燂是温的意思；潘是淘米水的意思，就是俗称的米泔水。

【原文】

　　洗面水不嫌过热，热则能行血气，冷则气滞，令人面无光泽。夏月井水阴寒，洗手亦恐手战，寒透骨也。《玉藻》曰："沐稷而靧粱。"注：沐稷，以淅稷之水洗发；靧粱，以淅粱之水洗面，皆泔水也。泔水能去垢，故用之。去垢之物甚多，古人所以用此者，去垢而不乏精气，自较胜他物。

【译文】

　　洗脸水不怕热，热水洗脸才能够让血气畅通，冷水洗脸血气会停滞，让脸部没有光泽。夏天井水阴寒，用来洗手，寒冷入骨，恐怕会打寒战。《玉藻》中说："洗头用稷，洗脸用粱。"注解：沐稷，用淘洗稷的水洗头发。靧粱，用淘洗粱的水洗脸，都是淘米水。淘米水能够去除污垢，所以用它。能够去除污垢的东西有很多，古人之所以用淘米水，是因为它能够去垢又包含水谷精气，自然比其他的东西更胜一筹。

【原文】

　　浴必开发毛孔，遍及于体，如屡屡开发之，令人耗真气。谚云："多梳头，少洗浴。"盛夏亦须隔三四日，方可具浴。浴后阳气上腾，必洗面以宣畅其气，进饮食，眠少顷而起。至浴时易冒风邪，必于密室。

【译文】

　　洗澡会让人的毛孔张开，全身都会如此，如果毛孔经常张开，会消耗人的真气。谚语说："多梳头，少洗澡。"即使是盛夏也要隔三四天才洗澡。洗澡之后，阳气会上升，必须通过洗脸来宣畅面部的阳气，洗澡后吃一点东西，小睡一会儿再起来。洗浴的时候容易受到风邪的入侵，必须在不透风的密室洗澡。

【原文】

《记·内则》云："五日则燂汤请浴。"盖浴水不可太热，温凉须适于体，故必燂汤。或浴久汤冷，另以大壶贮热者，置于浴盆旁，徐徐添入，使通体畅快而后已。

【译文】

《礼记·内则》中说："每五天烧热水洗澡。"水不宜过热，冷热以适应体温为宜，所以必须烧热水。有时会因为洗澡洗得久了，水会变冷，所以要另外烧上一大壶水，放在浴盆的旁边，慢慢地添热水，让身体感到畅快。

【原文】

《云笈七签》曰："夜卧时，常以两手揩摩身体，名曰干浴。"

《四时调摄论》曰："饥忌浴。"谓腹虚不可复令耗气耳。又曰："枸杞煎汤具浴，令人不病不老。"纵无确效，犹为无损。至有五枝汤，用桃枝、柳枝之属，大能发汗，乏人精血。或因下体无汗，用以洗足。

【译文】

《云笈七签》中说："晚上躺着的时候，可以用双手摩擦身体，叫作干浴。"

《四时调摄论》中说："饿的时候不要洗澡。"意思是腹中空虚的时候，不能再令元气消耗了。又说："用枸杞煎汤洗澡，可以让人不生病不衰老。"即使没有效果，对身体也不会有什么损伤。至于五枝汤，用桃枝柳枝之类的东西来洗澡，发汗会很厉害，损耗人的精血。有时候下体无汗，可以用五枝汤来洗脚。

【原文】

春秋非浴之时，如爱洁必欲具浴，密室中，大瓷缸盛水及半，以帐笼罩其上，然后入浴。浴罢急穿衣，衣必加暖，如少觉冷，恐即成感冒。

【译文】

春秋不是洗澡的好时节，如果非常爱干净一定要在洗澡前好好准备，在密不透风的房间里，用大瓷缸盛上半缸水，笼罩上帐子，然后入浴。洗完之后要赶快穿上衣服，衣服必须穿暖和，如果稍稍感到冷，恐怕就会感冒。

【原文】

浴后当风，腠理①开，风易感，感而即发，仅在皮毛，则为寒热；积久入里，患甚大。故风本宜避，浴后尤宜避。《论语》："浴乎沂，风乎舞雩②。"狂士③不过借以言志，暮春非浴之时，况复当风耶！

【注释】

①腠理：皮肤、肌肉、脏腑的纹理及皮肤、肌肉间隙交接处的组织，具有渗泄体液，流通气血，抵御外邪等功能。②浴乎沂，风乎舞雩：到沂水边洗澡，到舞雩台吹风。③狂士：狂放之士。

【译文】

浴后如果吹风，腠理打开，容易感染风寒，感染后就发作，如果仅仅是体表受寒，表现为发冷发热；如果风寒入侵身体内部，危害就大了。所以一定要防风，尤其是在沐浴之后。《论语》中说："浴乎沂，风乎舞雩。"这不过是狂放之士用来抒发胸怀的，暮春本来就不是洗澡的好时节，更何况还是迎着风呢！

【原文】

《清闷录》载香水洗身诸方。香能利窍，疏泄元气。但浴犹虑开发毛孔，复以香水开发之，可乎？愚按：《记》言沐稷靧粱，不以稷与粱洗身者，盖贵五谷之意。凡上品诸香，为造化之精气酝酿而成，似亦不当亵用。藏器①云："樟木煎汤，浴脚气疥癣风痒。"按：樟辛烈香窜，尤不可无故取浴。

【注释】

①藏器：指陈藏器（约687—757），四明（今浙江宁波）人，唐开元年间为京兆府三原（今属陕西）县尉。

【译文】

《清闷录》中记载有用芳香之水洗浴的各种方子。香气能够通利孔窍，疏泄元气。但是洗浴的时候本来就要担心毛孔扩大，怎能再用香水来激发毛孔的扩张呢？我认为：《礼记》中说的用稷洗头用粱洗脸，不是说用稷和粱洗澡，大概是因为要珍惜五谷。凡是好的香料，都是自然的精气酝酿而成的，似乎也不能胡乱使用。藏器说："用樟木煎汤，用来洗脚可以治疗脚气、疥癣、风痒。"按：樟木辛烈香窜，不能无缘无故地用来洗浴。

【原文】

有砖筑浴室，铁锅盛水，浴即坐锅中，火燃其下，温凉惟所欲，非不快适；曾闻有人浴者，锅破遂堕锅底，水与火并而及其身，吁！可以鉴矣。

【译文】

有用砖砌成的浴室，铁锅盛着水，洗澡的时候坐在锅中，锅下烧着火，水的凉热根据自己的意愿调节，非常舒服；曾经听说这样洗澡的人，锅破了摔到锅底，水和火一起扑到身子上，唉！这可真是值得警戒呀。

饮食

【原文】

《记·内则》曰："凡和，春多酸，夏多苦，秋多辛，冬多咸，调以滑甘。"注：酸、苦、辛、咸，木、火、金、水之所属；多其时味，所以养气也；四时皆调以滑甘，象土之寄①也。孙思邈曰："春少酸增甘，夏少苦增辛，秋少辛增酸，冬少咸增苦，四季②少甘增咸。"《内则》意在乘旺，孙氏意在扶衰。要之，无论四时，五味不可偏多。《抱朴子》曰："酸多伤脾，苦多伤肺，辛多伤肝，咸多伤心，甘多伤肾。"此五味克五藏，乃五行自然之理也。凡言伤者，当时特未遽觉耳。

【注释】

　　①土之寄：五行、五味与四时相配，春配木配酸，夏配火配苦，秋配金配辛，冬配水配咸，分别以三个月中的前七十二天配之；而土、甘分别配四季之末，也就是每季的最后十八天。②四季：指每个季节的最后十八天。

【译文】

　　《礼记·内则》中说："凡是调和五味，春天多吃酸味食物，夏天多吃苦味食物，秋天多吃辛味食物，冬天多吃咸味食物，再用滑、甘来调节。"注：酸、苦、辛、咸四味分别归属于五行中的木、火、金、水；多吃与四季相配的食物，能够补养人体的正气；四季饮食都可以用滑甘之味来调养，就像土寄配于四季之末一样。孙思邈说："春天少吃酸味，多吃甘味；夏天少吃苦味，多吃辛味；秋天少吃辛味，多吃酸味；冬天少吃咸味，多吃苦味；每个季节最后十八天要少吃甘味，多吃咸味。"《礼记·内则》的用意在于使健康的身体更加强壮，孙思邈的用意在于使身体虚弱者恢复元气。总之，无论四季中的哪一季，五味中的哪一味都不可偏多。《抱朴子》说："酸味食物吃多了伤脾，苦味食物吃多了伤肺，辛味食物吃多了伤肝，咸味食物吃多了伤心，甘味食物吃多了伤肾。"这是五味克五脏，是五行之间本来就存在的道理。以上所说的伤，人们当时通常不能马上察觉到。

【原文】

　　凡食物不能废咸，但少加使淡，淡则物之真味真性俱得。每见多食咸物必发渴，咸属水润下，而反发渴者何？《内经》谓"血与咸相得则凝，凝则血燥"，其义似未显豁。《泰西水法》①曰："有如木烬成灰，漉②灰得卤③，可知咸由火生也，故卤水不冰。"愚按：物极必反，火极反咸，则咸极反渴；又玩《坎》卦中画阳爻，即是水含火性之象④，故肾中亦有真火。

【注释】

　　①《泰西水法》：由徐光启与传教士熊三拔合译，是一部介绍西方水利科学的重要著作，于明万历四十年（1612）成书，共六卷。②漉(lù)：指液体慢慢地渗下，滤过。③卤：盐卤。④"又玩"二句：《坎》卦坎画为(☵)，上下均为阴爻"－－"，中为阳爻"－－"。阴为水之象，阳为火之象。故云《坎》卦是水含火性之象。

【译文】

　　所有食物都不能少了咸味，只是少加一点咸味使之变淡，淡味可以得到食物的真实味道。经常看到吃多了咸味的食物就会口渴，咸味在五行中属水，水性润下，为什么反而导致口渴呢？《黄帝内经》说"血液与咸味相遇就会凝结，凝结使血液生燥"，这个意思好像没有说明白。《泰西水法》中说："比如木头燃烧后变成灰，从灰中可以得到盐卤，可知咸味由火所生，所以卤水不结冰。"我按照物极必反的道理理解，即事物发展到极点，一定会向相反的方向转化，火发展到极点反而味咸，咸味到极点就会生渴。又考虑到《坎》卦中画的阳爻，就是水中含火的形象，所以肾中也含有真火。

【原文】

《记·内则》曰："枣、栗、饴、蜜以甘之，董①、荁②、粉、榆③、兔④、薧⑤、滫瀡⑥以滑之，脂、膏⑦以膏之。"愚按：甘之以悦脾性，滑之以舒脾阳，膏之以益脾阴，三"之"字皆指脾言。古人养老调脾之法，服食即当药饵。

【注释】

①董（jǐn）：董草，又名董葵。根如荠，叶似细柳，果实如米，蒸熟食用有甜味。②荁（huán）：董菜一类的植物，在古代用来调味。③粉（fén）、榆：榆皮是红色的，上面的白色就是粉。榆荚可以食用，也可以做成酱。④兔（wèn）：物之新生、稚弱者。⑤薧（kǎo）：干的、腌制的，亦指干的或腌制的食物。⑥滫瀡（xiǔ suǐ）：古时调和食物的一种方法，指将食物拌上植物淀粉，使其变得柔软滑爽。⑦脂、膏：动植物所含的油脂。凝者为脂，释者为膏。

【译文】

《礼记·内则》说："用大枣、板栗、饴糖、蜂蜜来增加食物的甘甜味；用董菜、荁叶、粉、榆，新鲜的食物，或晒干的食物，用淀粉搅拌，以增加食物的柔软度和爽滑感；多用油脂来增加食物的厚重感。"我认为甘味食物可以健脾，润滑的食物使脾阳舒展，油脂类食物能够滋养脾阴。三个"之"字是针对脾脏而言。古人养老调理脾胃的方法，就是把饮食当作药物。

【原文】

《抱朴子》曰："热食伤骨，冷食伤肺，热勿灼唇，冷勿冰齿。"又曰："冷热并陈，宜先食热，后食冷。"愚谓食物之冷热，当须乎时之自然。然过冷宁过热，如夏日伏阴在内，热食得有微汗亦妙。《内经》曰："夏暑汗不出者，秋成风疟①。"汗由气化，乃表里通塞之验也。

【注释】

①风疟：夏季贪凉受风，复感疟邪，至秋而发。症见烦躁、头痛、恶风、自汗、先热后寒等。

【译文】

《抱朴子》说："热的食物伤害骨骼，冷的食物伤害肺脏，热的食物不要热到灼伤嘴唇的程度，冷的食物不要冷到冰冻牙齿的程度。"又说："冷热食物都有时，最好先吃热的食物，后吃冷的食物。"我认为：食物的冷热，应该遵从四时的自然变化。然而过冷不如过热，比如夏天阴气潜伏在人体内部，阳气张扬于外，热的食物能使人微微发汗也不错。《黄帝内经》说："夏季酷暑天不出汗的人，秋天就容易患风疟。"汗由气化而来，是表里通畅或闭塞的征验。

【原文】

《卫生录》①曰："春不食肝，夏不食心，秋不食肺，冬不食肾，四季不食脾。当旺之时，不可犯以物之死气。"但凡物总无活食之理，其说太泥。《玉枢微旨》曰："春不食肺，夏不食肾，秋不食心，冬不食脾，四季不食肝。"乃谓不食其所受克。此说理犹可通。

【注释】

①《卫生录》：施肩吾著。施肩吾（780—861），字希圣，号东斋，入道后称栖真子。浙江桐庐（今浙江省杭州市桐庐县）人，唐代著名诗人、道学家。著有《西山集》《闲居诗》《养生辨疑诀》（或作《辨疑论》）等。

【译文】

《卫生录》说："春天不吃动物的肝脏，夏天不吃动物的心脏，秋天不吃动物的肺脏，冬天不吃动物的肾脏，每个季节最后十八天不吃动物脾脏。五脏之气应季正旺的时候，不能用死亡动物内脏的死气来触犯它。"凡是食物，都没有活着就吃的道理，这种说法太过拘泥。《玉枢微旨》说："春天不吃动物肺脏，夏天不吃动物肾脏，秋天不吃动物心脏，冬天不吃动物脾脏，每个季节最后十八天不吃动物肝脏。"这说的是不吃与季节五行属性相克的动物内脏，这种观点在道理上还说得过去。

【原文】

夏至以后，秋分以前，外则暑阳渐炽，内则微阴初生，最当调停脾胃，勿进肥浓。《内经》曰："味厚为阴，薄为阳；厚则泄，薄则通。"再，瓜果生冷诸物亦当慎。胃喜暖，暖则散；冷则凝，凝则胃先受伤，脾即不运。《白虎通》①曰："胃者脾之府，脾禀气于胃。"

【注释】

①《白虎通》：又名《白虎通德论》或《白虎通义》，为东汉时白虎观经学会议之资料汇编。

【译文】

夏至以后，秋分以前，外界暑气阳气渐渐炽烈，体内微弱的阴气刚刚生发，这时是最适宜调理脾胃的时间，不要吃太过肥腻的食物。《黄帝内经》说："味道厚重属阴，味道淡薄属阳；厚重的味道能泻下，淡薄的味道能通利。"另外，瓜果、生冷的食物等也应该慎用。胃喜欢温暖，胃暖和了就舒散；受冷就会凝滞，凝滞导致胃先受伤，接着脾就不健运。《白虎通》说："胃是与脾脏相表里的腑，脾受气于胃。"

【原文】

午前为生气，午后为死气。释氏有过午不食之说，避死气也。《内经》曰："日中而阳气隆，日西而阳气虚。"故早饭可饱，午后即宜少食，至晚更必空虚。

【译文】

午前以生发之气为主，午后以肃杀之气为主。佛教有过了中午就不再吃饭的说法，这样做是为了避开肃杀之气。《黄帝内经》说："太阳在天空正中的时候阳气隆盛，太阳落山则阳气虚衰。"所以早饭可以吃饱，午后就应该少吃点，到了晚上更应该让肠胃空虚。

【原文】

应璩《三叟诗》①云："中叟前致辞，量腹节所受。""量腹"二字最妙。或多或少，非他人所知，须自己审量。"节"者今日如此，明日亦如此，宁少毋多。又古诗云："努力加餐饭②。"老年人不减足矣，加则必扰胃气，况努力定觉勉强，纵使一餐可加，后必不继，奚益焉？

【注释】

①应璩（qú）《三叟诗》：以三位老人各自介绍长寿的原因为主要内容。应璩（190—252），字休琏，汝南（今河南省驻马店市汝南县）人，三国时曹魏文学家。②努力加餐饭：见《古诗十九首·行行重行行》。

【译文】

应璩写的《三叟诗》里有一句是："中叟前致辞，量腹节所受。"其中"量腹"两个字最妙。吃的多少，别人是不知道的，必须由自己衡量。要做到"节"，今天这样，明天也要这样，宁愿少吃一点也不要过多。又有古诗说："努力加餐饭。"老年人不减少饭量就已经足够了，增加就一定会干扰胃气的正常运行，更何况努力加餐一定会觉得勉强，即使一顿饭可以加量，以后一定不能继续增加，这又有什么好处呢？

【原文】

勿极饥而食，食不过饱；勿极渴而饮，饮不过多。但使腹不空虚，则冲和①之气沦浃肌髓②。《抱朴子》曰："食欲数而少，不欲顿而多。"得此意也。凡食总以少为有益，脾易磨运，乃化精液，否则极补之物，多食反至受伤，故曰少食以安脾也。

【注释】

①冲和：指真气、元气。出自《老子》："冲气以为和。"②沦浃肌髓：深深地浸入肌肉和骨髓。浃，浸透、融合。

【译文】

不要等到非常饿的时候才吃东西，吃饭也不要吃得过饱；不要到非常渴的时候才喝水，喝水也不要喝得过多。只要使腹内不空虚，真气元气就会浸入肌肉和骨髓。《抱朴子》说："吃饭要分多顿、要少，不要又快又多。"就是这个意思。凡是饮食都是以少为益，脾胃容易消磨运化，才可以化为精液，否则大补的食物，吃多了反而使脾胃受伤，所以说少吃才可以保养脾脏。

【原文】

《洞微经》曰："太饥伤脾，太饱伤气。"盖脾籍①于谷，饥则脾无以运而虚脾；气转于脾，饱则脾过于实而滞气。故先饥而食，所以给脾；食不充脾，所以养气。

【注释】

①籍：通"藉"，凭借。

【译文】

《洞微经》说："太过饥饿损伤脾，吃得过饱损伤气。"因为脾脏要凭借水谷之气得到补养，太过饥饿使脾脏没有东西运化而变得虚损；气运转于脾，吃得过饱，脾脏就会因为过于充实而使气机滞碍。所以，在感觉饥饿前吃东西，可以补养脾脏；食物不使脾脏过于充实，可以滋养脾气。

【原文】

《华佗食论》①曰："食物有三化：一火化，烂煮也；一口化，细嚼也；一腹化，入胃自化也。"老年惟籍火化，磨运易即输精多。若市脯每加消石②，速其糜烂，虽同为火化，不宜频食，恐反削胃气。

【注释】①《华佗食论》：假借华佗之名所作，作者不详。②消石：又叫火硝、甲硝石，是强氧化剂，主要成分为硝酸钾。味苦咸，性温，有毒。具有破坚散积、利尿泻下、解毒消肿的功效。

【译文】

《华佗食论》说："食物有三种化法：一种是火化，用火把食物煮烂；一种是口化，用嘴细细咀嚼；最后一种是腹化，食物进入胃里自行消化。"老年人只能借助火化先将食物煮烂，脾胃才会容易消磨运化，输布全身的水谷精气也就多。至于市场上买来的肉干，通常都加有硝石，目的是加速它的糜烂，这种制法虽然也是火化，但不能经常食用，不然就会削弱胃气。

【原文】

水陆之味，虽珍美毕备，每食忌杂，杂则五味相挠，定为胃患。《道德经》曰："五味令人口爽。"爽，失也，谓口失正味也。不若次第分顿食之，乃能各得其味，适于口，亦适于胃。

【译文】

水里和陆地上的食物，虽然珍稀和味美全都具备，在食用的时候也不能过杂，过杂的食物会使五味相互干扰，最容易得胃病。《道德经》说："五味令人口爽。""爽"是失的意思，意思是嘴巴不能品尝到纯正的味道。不如依次分顿品尝这些食物，就可以尝到各自纯正的味道，适宜于口，也适宜于胃。

【原文】

食后微漐留齿隙，最为齿累。以柳木削签，剔除务净，虎须尤妙。再煎浓茶，候冷连漱以荡之。韦庄①诗："泻瓶如练色，漱口作泉声。"东坡②云："齿性便苦。"如食甘甜物，更当漱。每见年未及迈齿即缺落者，乃甘味留齿，渐至生虫作䘌③。公孙尼子④曰："食甘者，益于肉而骨不利也。"齿为肾之骨。

老老恒言

【注释】

①韦庄（836—910）：字端己，唐杜陵（今属陕西省西安市）人，有《浣花词》传世。曾任前蜀宰相，谥文靖。②东坡：即苏轼（1037—1101），字子瞻，又字和仲，号"东坡居士"，眉州（今属四川省眉山市）人。北宋著名文学家。③䘌：小虫。中医指虫咬的病。④公孙尼子：字子石，是孔子的再传弟子。春秋楚人。

【译文】

吃过食物后微小的渣滓留在牙齿缝隙里，是最容易损伤牙齿的。把柳木削成牙签，用来剔除齿缝里的渣滓，务必剔除干净，用虎须剔除效果更好。再煎一壶浓茶，等茶凉后频频漱口，用茶水荡涤这些渣滓。韦庄有诗云："泻瓶如练色，漱口作泉声。"苏东坡说："苦味有利于牙齿。"如果吃了甘甜的食物，更应该漱口。常常见到还没到老年牙齿就缺落的人，这是因为甘味留在牙齿上，逐渐生出损伤牙齿的小虫。公孙尼子说："喜欢吃甘味食物的人，对于长肉有好处而对于骨骼没有好处。"牙齿就相当于肾脏的骨头。

食物

【原文】

《本草》谓：饭以陈米为佳，新米动气发病。窃意胃弱难化则有之，滋润香甘，莫如新粒。且有食陈难化，食新转觉易化，盖脾悦则健也。须以白米悬檐下，作经年之用，色白如新。或微炒，其松不异陈米，香更过焉。或煮饭，晒干重煮，或水浸冰之，风干再煮，俱加松软。至煮则无嫌过熟，昌黎①诗所谓"匙抄烂饭稳送之，合口软嚼如牛饲"也。凡煮白米，宜紧火，候熟，开锅即食；陈米、炒米宜缓火，熟后有顷，俟收湿气则发松透里。

【注释】

①昌黎：韩愈（768—824），自称"郡望昌黎"，世称"韩昌黎""昌黎先生"。字退之，唐河内河阳（今河南省孟州市）人，杰出的文学家、思想家、政治家。

【译文】

《本草纲目》中记载：煮饭用陈年的旧米更好，新米容易耗散人体正气，导致疾病。我认为脾胃虚弱的人有些难以消化新米，但以米的滋润香甜来评论，旧米就没有新米好了。而且食用旧米不容易消化，食用新米反而觉得容易消化，因为脾胃舒畅其健运功能也就顺畅了。应该把白米悬挂在屋檐下面，一年之后再食用，这样旧米就会色白如新。或者略炒一下，炒过的旧米和陈米一样松软，但味道比陈米更香。或者先将米煮成饭，捞出晒干后再煮，或者用冷水浸泡使米处于冰冷的温度下，然后风干，再用其煮饭，这样都会使米变得更加松软。至于煮饭的时候则不用担心米饭过熟。韩愈诗里所说的"匙抄烂饭稳送之，合口软嚼如牛饲"就是这个意思。凡是煮白米，应该用急火，等到煮熟的时候，打开锅盖即刻食用。而煮陈米、炒米适宜用缓火，熟了之后等待一会儿再食用，这是为了等待陈米里的湿气被吸收干净，使得煮出来的米里外都松软。

【原文】

煮粥用新米，香甘快胃。乐天诗："粥美尝新米。"凿[1]之必精，淅之必净，煮之必烂。厚曰馇[2]，薄曰酏[3]。常食薄乃适口，厚则转觉味淡，易于生厌。又粥内加他物同煮，其方颇多，另载末卷。《一家言》[4]曰："煮饭勿以水多而减，煮粥勿以水少而添，方得粥饭正味。"

【注释】

①凿：指舂米。②馇（zhān）：稠粥。③酏（yǐ）：稀粥。④《一家言》：全称《笠翁一家言文集》，是李渔的杂文集，包含赋、序、跋、书信等多种文体的作品。

【译文】

煮粥的时候用新米，粥味香甜可口，利于肠胃消化。白居易有句诗说："粥美尝新米。"舂米的时候一定要砸得精细，淘米的时候一定要淘洗干净，而煮粥的时候一定要煮得熟烂。稠的粥叫馇，稀粥叫酏。经常食用稀粥才适合口味，如果经常食用稠粥，反而会觉得粥的味道过于清淡，容易使人产生厌恶的心理。另外，在粥里加一些其他东西一起煮，这样的方法很多，单独记载在末尾的一卷。《笠翁一家言》里说："煮饭时不要因为水放多了再往外倒水，煮粥时也不要因为水放少了再刻意添加，要一次将水放合适，这样煮出来的粥和饭才有最纯正的味道。"

【原文】

茶能解渴，亦能致渴，荡涤精液故耳。卢仝七碗[1]，乃愈饮愈渴，非茶量佳也。《内经》谓："少饮不病喘渴[2]。"《华佗食论》曰："苦茶久食益意思。"恐不足据。多饮面黄，亦少睡。魏仲先《谢友人惠茶诗》云："不敢频尝无别意，只愁睡少梦君稀。"惟饭后饮之，可解肥浓。若清晨饮茶，东坡谓：直入肾经，乃引贼入门也。茶品非一，近地可觅者，武夷[3]、六安[4]为尚[5]。

【注释】

①卢仝（tóng）七碗：卢仝的《走笔谢孟谏议寄新茶》诗中有："一碗喉吻润，二碗破孤闷。三碗搜枯肠，惟有文字五千卷。四碗发轻汗，平生不平事，尽向毛孔散。五碗肌骨清。六碗通仙灵。七碗吃不得也，唯觉两腋习习清风生。"这是整首诗的重点部分，写出了品饮新茶给人的美妙意境，被广为传颂。卢仝（约795—835），自号玉川子，范阳人，唐代诗人。七碗，指"七碗茶歌"。②少饮不病喘渴：出自《黄帝内经·灵枢·本藏篇》："肺小则少饮，不病喘渴。"喘渴，亦作"喘喝"，指喘而有声。③武夷：指福建武夷山。④六安：位于安徽西部，大别山北麓，俗称"皖西"。⑤尚：上。

【译文】

茶可以用来解渴，也会导致口渴，这是由于茶能荡涤人体精液的缘故。卢仝七碗茶，越喝越渴，并不是因为他的茶量好。《黄帝内经》说："少量饮茶不容易患喘息之类的病。"《华佗食论》说:"苦茶喝得时间长了有益于人的思维能力。"恐怕没有足够的依据。多喝茶会使人面色发黄,睡眠也相对减少。魏仲先的诗《谢友人惠茶诗》就有一句:"不敢频尝无别意,只愁睡少梦君稀。"只有在饭后喝茶,能够缓解肥后浓厚的味道。如果在清晨喝茶,苏东坡说茶的苦寒之性会直入肾经,对人体健康来说无异于引贼入门。茶的品种非常多,附近可以找到的,以武夷、六安的茶叶为上品。

【原文】

《诗·豳风》云:"为此春酒,以介眉寿①。"《书·酒诰》②云:"厥父母庆③,自洗腆④,致⑤用酒。"酒固老年所宜,但少时伤于酒,老必戒。即素不病酒,黄昏后亦不宜饮,惟宜午后饮之,借以宣导血脉。古人饮酒,每在食后。《仪礼》⑥谓之酳⑦。注云:"酳者,演安其食也。"今世俗筵宴,饱食竣,复设小碟以侑⑧酒,其犹存古之意与?米酒为佳,曲酒次之,俱取陈窨⑨多年者。烧酒纯阳,消烁真阴,当戒。

【注释】

①"为此春酒"二句:出自《诗经·豳风·七月》。介,祀求。眉寿,长寿。②《书·酒诰》:指《尚书·酒诰》篇,是周公命令康叔在卫国宣布禁酒的告诫之辞,是中国最早的禁酒令,在西周推翻商代的统治之后发布。③庆:高兴。④腆(tiǎn):丰盛。⑤致:得到。⑥《仪礼》:《仪礼》为儒家十三经之一,内容记载着周代的各种礼仪,其中以记载士大夫的礼仪为主。⑦酳(yìn):吃过食物后用酒漱口。⑧侑(yòu):佐助。⑨窨(yìn):窖藏,深藏。

【译文】

《诗经·豳风·七月》说:"酿造这些春酒,以祀求长寿。"《尚书·酒诰》说:"让父母感到高兴,置办洁净丰盛的膳食,这时就可以饮酒。"喝酒固然对老年人有好处,但如果年轻的时候因为饮酒过量而受伤,到老年就一定要戒掉。即使从来都没有被酒所伤,每天黄昏后也不适宜饮酒,只有午后饮酒才最合适,这时可以借助酒力来宣发疏通血脉。古代的人喝酒,通常在吃完饭以后。《仪礼》叫作酳。注:"酳者,进一步安享其饮食。"现在世俗的宴会酒席,吃饱以后,再摆上几小碟菜以助酒兴,这大概还有几分古人的意思吧!喝酒时米酒最好,曲酒次之,都取藏在地窖里多年的陈酒。烧酒属纯阳之性,容易耗损真阴,应当戒饮。

【原文】

烟草,据姚旅《露书》①,产吕宋②,名淡芭菰③。《本草》不载,《备要》④增入,其说却未明确。愚按:烟草味辛性燥,熏灼耗精液。其下咽也,肺胃受之,有御寒、解雾、辟秽、消腻之能,一入心窍,便昏昏如醉矣。清晨饮食未入口,宜慎。笃嗜者甚至舌胎黄黑,饮食少味。方书无治法,食猪羊油可愈,润其燥也。有制水烟壶,隔水吸之者;有令人口喷,以口接之者,畏其熏灼,仍难捐弃,故又名相思草。《蚓庵琐语》⑤曰:"边上人寒疾,非烟不治,至以匹马易烟一斤"。明崇祯癸未⑥,禁民私售,则烟之能御寒信矣。盛夏自当强制。

【注释】

①姚旅《露书》：是我国迄今发现的最早的当地人记当地事的一部类书，共十四卷。姚旅，字园客，明万历时期莆田县涵江（今福建省莆田市涵江区）人。②吕宋：即今菲律宾群岛中的吕宋岛，过去华侨去菲律宾者多在吕宋登陆，故以吕宋为菲律宾之通称。③淡葩菰：烟草（tobacco）的音译。④《备要》：指《本草备要》。共八卷，清汪昂撰，康熙三十三年（1694）刊行，本书可视为临床药物手册，亦为医学入门书。⑤《蚓庵琐语》：王逋撰，主要记载了明末清初时期的乡里见闻。⑥崇祯癸未：崇祯十六年，即1643年。

【译文】

烟草，根据姚旅的《露书》记载，产于吕宋，名叫淡葩菰。《本草纲目》中没有记载，《本草备要》将其增入，但关于它的说法记载得不太明确。我认为：烟草性味辛燥，熏灼消耗精液。将其咽下之后，肺胃会承受烟草的辛燥之性，有御寒、解雾、除秽、消减油腻的功能，一旦进入心窍，会使人昏昏沉沉像喝醉一样。清晨还没有吃东西的时候，应当谨慎，不宜吸烟。特别喜爱抽烟的人舌苔会呈黄黑色，而且会感觉食物的味道寡淡。方书中没有记载治疗方法，吃猪羊油可以治愈，因为猪羊油能滋润烟草的辛燥之性。有制造水烟壶，隔水吸烟的人；也有让别人用口喷烟，自己用口接纳的人，这都是因为害怕烟的熏灼，但又难以戒掉，所以烟草又叫相思草。《蚓庵琐语》说："生活在边塞上的人得了寒病，除了烟草，没有其他药能治，以至于用一匹马交换一斤烟。"明朝崇祯十六年（1643），朝廷禁止民间私自出售，而烟草能御寒确实是可信的。盛夏时自然应当克制吸烟。

【原文】

菹菜[①]属之，每食所需，本非一类，人各有宜。文王嗜菖蓟[②]，孔子不撤姜食，皆审其所宜，故取之，非仅曰菖可益聪，姜可通神明[③]也。按：菖蓟即菖蒲菹。《遁庵秘录》有种石菖蒲[④]法：以辰砂[⑤]搥末代泥，候其生发，采根食之，不必定作菹也。利窍兼可镇心，据云能治不寐，极为神妙之品。

【注释】

①菹（zū）菜：酸菜，腌菜。②菖蓟（shǔ）：又作"菖歜（chǔ）"，是用菖蒲根切制成的腌制品。③通神明：指通达神明之府，使心智聪明。④石菖蒲：天南星科，为禾草状的多年生草本植物，其根茎具气味，可入药。⑤辰砂：矿物名。色鲜红，俗称朱砂，又称丹砂。

【译文】

酸菜之类的腌制菜，每次饮食所需要的，并不是同一种类，每个人有每个人所适宜的。周文王爱吃菖蓟，孔子吃饭不离姜，都是选择自己适合的，所以才食用，并不只是说菖蒲可以增强听力，姜可以增加人的智慧。按：菖蓟，就是菖蒲制成的腌菜。《遁庵秘录》记载了种植石菖蒲的方法：把朱砂捶成粉末代替泥土，等候菖蒲发芽生长，取其根茎食用，不一定非要制成腌菜。菖蒲通利窍道，也可以镇静安神，据说能治疗失眠，是非常神奇的食物。

【原文】

蒸露法同烧酒。诸物皆可蒸，堪为饮食之助。盖物之精液，全在气味，其质尽糟粕耳。犹之饮食入胃，精气上输于肺，宣布诸藏，糟粕归于大肠，与蒸露等。故蒸露之性，虽随物而异，能升腾清阳之气，其取益一也。如稻米露发舒胃阳，可代汤饮，病后尤宜。他如藿香、薄荷之类，俱宜蒸取露用。《泰西水法》曰："西国药肆中，大半是药露，持方诣肆，和露付之。"则方药亦可蒸露也。须预办蒸器，随物蒸用。

【译文】

蒸露法和制作烧酒一样。各种食物都可以用来蒸，可以作为饮食的辅助。因为食物的精华都在气味里，而食物的有形之质都是糟粕。就像饮食进入胃中，水谷精气上输到肺，然后宣发布散到各个脏腑，糟粕归入大肠，和蒸露一个道理。所以蒸露的性质，虽然因食物的不同而有差异，但是能升腾清阳之气，作用是一样的。比如稻米露生发舒展胃阳，可以代替汤饮，尤其适合病后饮用。其他如藿香、薄荷之类，都适宜蒸过后取露食用。《泰西水法》说："西方国家的药店里，一大半都是药露，拿着药方到药店，抓药的人就拿各种药露给你。"这说明方药也可以蒸露。只是必须预先置办蒸器，然后再加入药物进行蒸露。

【原文】

水陆飞走诸食物，备载《本草》，可考而知。但据其所采论说，试之不尽获验。张文潜诗云："我读《本草》书，美恶未有凭①。"是岂人之禀气不同，遂使所投亦异耶？当以身体察，各随禀气所宜而食之，则庶几矣。

【注释】

①"我读"二句：出自宋费衮《梁溪漫志》卷九《〈本草〉误》。

【译文】

水里和陆地上的飞禽、走兽等各种食物，详细地记载于《本草》，可以考察而知。但根据它所采录的论说，试用并不完全应验。张文潜的诗说："我读《本草》书，美恶未有凭。"难道是人的禀赋不同，才使所服用的药物效果也不一样吗？应该用自己身体亲自体察，选择适合自己禀赋、体质的来服用，才会得到差不多的效果。

散步

【原文】

坐久则络脉①滞。居常无所事，即于室内，时时缓步。盘旋数十匝②，使筋骸活动，络脉乃得流通。习之既久，步可渐至千百，兼增足力。步主筋，步则筋舒而四肢健，懒步则筋挛③，筋挛日益加懒，偶展数武④，便苦气乏，难免久坐伤肉之弊。

【注释】

①络脉：中医指人体内气血运行通路的主干和分支。②匝（zā）：圈。③筋挛：症名，指肢体筋脉收缩抽急，不能舒转自如。④武：六尺是一步，半步是一武。

【译文】

总是坐着会让经络阻滞。平时待着没事，即使是在屋子里也要经常慢慢地走路，盘旋几十圈，让筋脉、骨骸有所活动，脉络就会通畅。经常走动，渐渐地就能走上百上千圈，足力也就增加了。步主筋，经常走路能够疏通筋脉强健四肢，不走路筋脉就会萎缩，这样一来人就会更加懒惰，偶尔动一下，就会觉得气乏，难免有久坐伤肉的害处。

【原文】

欲步先起立，振衣定息，以立功诸法，徐徐行一度（立功见二卷导引内）。然后从容展步，则精神足力，倍加爽健。《荀子》①曰："安燕②而气血不惰③。"此之谓也。

【注释】

①《荀子》：战国末年著名唯物主义思想家荀况的著作。②燕：安闲，安乐。③惰：衰败，败坏。

【译文】

走路之前先起立，整理衣服、调整呼吸，做立功，慢慢地练习一遍（立功见二卷导引内）。然后展开步子，精神会越来越好，步伐会越来越稳健。《荀子》中说："安定自在，气血就不会衰败。"说的就是这个道理。

【原文】

饭后食物停胃，必缓行数百步，散其气以输于脾，则磨胃而易腐化。《蠡海集》曰："脾与胃俱属土，土耕锄始能生殖，不动则为荒土矣，故步所以动之。"《琅嬛记》①曰："古之老人，饭后必散步，欲摇动其身以消食也，故后人以散步为消摇。"

【注释】

①《琅嬛记》：中国古典小说，题名元代伊士珍撰写，也有研究表明为明朝人桑怿伪托。

【译文】

吃完饭后，食物停留在胃部，慢慢地走上百步，能够让胃气输送到脾，更容易让食物消化。《蠡海集》中说："脾和胃都是属土的，土壤经过耕作才能生出作物，不耕作则是一片荒地，所以要走路来让胃活动。"《琅嬛记》中说："古代的老人，饭后一定会散步，为的是摇动身体来消化食物，所以后人把散步称作消摇。"

【原文】

《遵生笺》①曰："凡行步时，不得与人语。欲语须住足，否则令人失气。"谓行步则动气，复开口以发之，气遂断续而失调也。虽非关要，寝食而外不可言语，亦须添此一节。

【注释】

①《遵生笺》：即《遵生八笺》，明高濂所著养生专著，是中国古代养生学的集大成之作。

【译文】

《遵生八笺》说："但凡走路的时候，不要和别人说话。如果想要说话，就要停住脚步，否则会令人元气流失。"意思是走路的时候会令元气耗散，再开口说话的话，气就会断断续续地失去。虽然这不是很重要，但是除了吃饭和睡觉不能说话外，还是要加上走路不能说话这一条的。

【原文】

散步者，散而不拘之谓。且行且立，且立且行，须得一种闲暇自如之态，卢纶诗"白云流水如闲步"是也。《南华经》曰："水之性不杂则清，郁闭而不流，亦不能清。"此养神之道也，散步所以养神。

【译文】

散步，就是闲散而不拘束的意思。走走停停，停停走走，需要有一种闲暇自如的状态，这正是卢纶所说的"白云流水如闲步"的意思。《南华经》中说："水的本性是清澈无杂质的，积郁而不流动，也不能清澈。"这是养神的方法，散步就是用来保养精神的。

【原文】

偶尔步欲少远，须自揣足力，毋勉强。更命小舟相随，步出可以舟回，或舟出而步回，随其意之所便。既回，即就便榻眠少顷，并进汤饮以和其气。元微之①诗云："僶俛②还移步，持疑③又省躬④。"即未免涉于勉强矣。

【注释】

①元微之：元稹（779—831），字微之，别字威明，唐代洛阳（今河南洛阳）人，唐代诗人，与白居易并称为"元白"。②僶俛（mǐn miǎn）：努力，尽力。③持疑：迟疑。④省躬：躬身自省。

【译文】

偶尔想到比较远的地方散步，必须量力而行，不能勉强。可以让小船跟着，走路去坐船回，或者坐船去走路回来，随意而为。回来后，立即在床榻上休息一会儿，并且喝点汤调和体内元气。元微之的诗句说："僶俛还移步，持疑又省躬。"这未免过于勉强。

【原文】

春探梅，秋访菊，最是雅事。风日晴和之时，偕二三老友，楂①筇②里许，安步亦可当车。所戒者，乘兴纵步，一时客气③为主，相忘疲困，坐定始觉受伤，悔已无及。

【注释】

①楂（zhī）：支撑。②筇（qióng）：手杖。③客气：一时的意气，偏激的情绪。

【译文】

春天赏梅花，秋天赏菊花，是非常美好的事情。风和日丽的时候，找两三个好友，拄着手杖走上一里路，可以安步以当车了。要有所防备的是，趁着兴致大步走，心中只有一时间的意气，忘记了疲劳，坐下来才开始觉得受伤了，后悔也来不及了。

昼卧

【原文】

午后坐久微倦，不可便榻即眠，必就卧室安枕。移时或醒或寐，任其自然，欲起即起，不须留恋。《左传》[1]医[2]之言曰："晦淫[3]惑疾[4]。"注："寝过节则惑乱。"既起，以热水洗面，则眼光倍爽，加薄绵衣暖其背，则肢体俱觉轻健，乐天诗所谓"一觉闲眠百病消"也。

【注释】

①《左传》：原名为《左氏春秋》，汉代改称《春秋左氏传》，简称《左传》。②医和：秦国名医，名和。③晦淫：晏寝过度。④惑疾：迷乱之病。

【译文】

午后坐久了会感到有些疲惫，不能够在便榻上睡去，必须到卧室里去睡。一会儿醒来一会儿睡着，要顺其自然，想要起来就立即起来，没必要留恋。《左传》里面医和说："晏寝过节，心神惑乱。"注："睡觉没有节度，心神就会混乱。"起来之后，用热水洗脸，眼光会倍加明亮，穿上薄棉衣让后背暖和，身体会觉得轻健，正如白居易诗中说的"一觉闲眠百病消"。

【原文】

三伏时或眠便榻，另设帐，窗户俱必密闭。冬月昼卧，当以薄被覆其下体。此时微阳潜长，必温暖以养之。血气本喜温而恶寒，何况冬月？如不以被覆，及起，定觉神色偃蹇[1]，遍体加冷，阳微弗胜阴凝也。

【注释】

①偃蹇（yǎn jiǎn）：困顿，窘迫。

【译文】

三伏天的时候，如果要在便榻上睡觉，就要另外设置床帐，窗子和门要密封好。冬天睡觉的时候，下身就要用薄被子盖上。这时候微弱的阳气慢慢生发，必须靠暖意来调养。血气本来就喜欢温暖厌恶寒冷，更何况冬天？如果不盖被子，起来的时候肯定会神色困顿，全身发冷，这是阳气微弱，不能抵御寒冷的原因。

【原文】

长夏昼卧，醒后即进热饮，以助阳气，如得微汗亦妙。夏为阳极之候，昼宜动，而卧则反静，宣达之所以顺时。

欧阳公^①曰："介甫尝云：夏月昼卧，方枕为佳，睡久气蒸枕热，则转一方冷处。"老年虽不宜受冷，首为阳，不可令热，况长夏昼卧？枕虽末节，亦取所宜。

【注释】

①欧阳公：欧阳修（1007—1073），字永叔，号醉翁，晚年又号"六一居士"，北宋卓越的政治家、文学家、史学家。

【译文】

夏天白天睡觉，醒来后要喝杯热饮，来增加体内阳气，如果能够微微出汗，就再好不过了。夏天是阳气极盛的时候，白天适宜多动，而睡觉的时候是静的，（喝热饮）宣发阳气，顺应天时。

欧阳修说："王安石曾经说过：夏天睡觉要用方形的枕头，睡觉睡久了，枕头就会变热，可以把枕头反转到凉的那一边。"老年人虽然不应该受冷，头属阳，不能让头热，况且夏天白天睡觉，枕头是小事，但也要选择合适的。

【原文】

《天禄识余》^①云："李黄门^②以午睡为摊饭。"放翁诗："摊饭横眠梦蝶床^③。"此惟年壮胃强方可。老年胃气既弱，运动尚虑停滞，必待食久既化，胸膈宽然，未倦犹弗卧，少倦亟就枕，过此恐又不成寐矣。

【注释】

①《天禄识余》：清朝学者高士奇所著的杂文书籍。②李黄门：不详。黄门为古代官名。③摊饭横眠梦蝶床：出自《春晚村居杂赋绝句》。

【译文】

《天禄识余》中说："李黄门把午睡当成摊饭。"陆游的诗句说："摊饭横眠梦蝶床。"这是壮年人胃气强才能够这样。老年人胃气弱，运动的时候也害怕胃气停滞，需要等到食物消化后，胸膈觉得宽松，没有睡意就不要睡，稍稍疲惫了就马上去睡，不然过了困倦的时候又睡不着了。

【原文】

坐而假寐，醒时弥觉神清气爽，较之就枕而卧，更为受益。然有坐不能寐者，但使缄其口，闭其目，收摄其心神，休息片时，足当昼眠，亦堪遣日。乐天诗云："不作午时眠，日长安可度？"此真老年闲寂之况。

【译文】

坐着打瞌睡，醒来的时候会觉得神清气爽，和躺在枕上睡觉相比，更有好处。但是有的人坐着睡不着，不过可以不说话，闭上眼睛，心中不想杂事，休息一会儿，这样足以抵上白天睡觉，也可以当作是白天的消遣。白居易的诗中说："不作午时眠，日长安可度？"这可真是老年人清闲寂寞的状况呀。

【原文】

当昼即寝，既寝而起，入夜复寝，一昼夜间，寝兴分而二之。盖老年气弱，运动久则气道涩，故寝以节之。每日时至午，阳气渐消，少息所以养阳；时至子，阳气渐长，熟睡所以养阴。东坡诗云："此身正似蚕将老，更尽春光一再眠。"若少壮阳气方盛，昼寝反令目昏头重，阳亢也。

【译文】

白天睡觉，睡醒了起来，到了夜晚又要睡觉，白天黑夜间，睡觉和起床都有两次。是因为老年人体质衰弱，过久运动会伤气，所以要用睡眠来节制过多的运动。每天正午时分，阳气渐消，稍事休息可以养阳；到了子时，阳气渐涨，熟睡可以养阴。苏轼的诗句中说："此身正似蚕将老，更尽春光一再眠。"如果年轻人阳气正盛，白天睡觉反而会让人觉得头晕眼花，是阳气旺盛的原因。

夜坐

【原文】

日未出而既醒，夜方阑而不寐，老年恒有之。黄昏时如辄就寝，则愈不能寐，必坐有顷。坐时先调息以定气，塞聪掩明，屏除杂想；或行坐功运动一番（坐功见二卷导引内）。《亢仓子》[1]曰："体合于心，心合于气，气合于神，神合于无。"夜坐如此，即安睡之妙诀。

【注释】

①《亢仓子》：道家四子真经之一，又称《庚桑子》或《亢桑子》。此书以论道为中心，多方面发挥老子思想。

【译文】

太阳还没有出来就醒了，夜已深还睡不着，是老年人常有的事情。如果黄昏时就立刻睡觉，则更加不能安眠。必须稍稍坐一会儿。坐着的时候，先要调整呼吸，安定气息，把耳朵塞住、把眼睛闭上，摒除心中的杂念；或者是练习一遍"坐功"（坐功见二卷导引内）。《亢仓子》中说："身体与心相结合，心与气相结合，气与神相结合，神与无形相结合。"晚上这样坐着，是安睡的妙法。

【原文】

五藏之精气，上注于目。坐时灯光照耀，即闭目亦似红纱罩之，心因目动，遂致涑乱神明。须置隐灯，放翁诗所云"小帜幛灯便细书[1]"是也，使光不射目，兼养目力。若灭灯而坐更妥。《楞严经》[2]曰："开眼见明，名为见外；闭眼见暗，名为见内。"《荀子》曰："浊明外景，清明内景。"意同。

【注释】

①小帜幛灯便细书：出自陆游《山墅》。细书，写小字。②《楞严经》：大乘佛教经典。由于《楞严经》内容助人智解宇宙真相，古人曾有"自从一读楞严后，不看人间糟粕书"的诗句。

【译文】

　　眼睛是五脏精气聚集的地方。坐着的时候有灯光照耀，就算是闭上眼睛，也好像是蒙着一层红纱，心神会跟着眼睛而呼吸乱想。这个时候，要设置一个隐灯，正如陆游诗中说的"小帏幛灯便细书"，让光不直接照射到眼睛，也可以保护视力。如果关上灯坐着则更好。《楞严经》中说："睁着眼睛看到了光明，叫作见外；闭着眼睛见到黑暗，叫作见内。"《荀子》说："浑浊的人只能看到外在的景物，内心清明的人则更能够看到内在的智慧。"意思是相同的。

【原文】

　　坐久腹空，似可进食，亦勿辄食，以扰胃气。《内经》曰："胃不和则卧不安。"或略进汤饮以暖之。酒更不可饮，气血入夜而伏，酒性动散，两相妨也。夜不食姜亦此意。

【译文】

　　坐的时间久了，就会饿，似乎可以吃东西，但是不要马上吃东西，避免扰乱胃气。《黄帝内经》中说："胃不调和，睡眠就会不安稳。"可以稍微喝一些热饮。绝对不能喝酒，晚上气血运行得慢，酒性运动发散，两者相互妨碍。晚上不吃姜，讲的也是这个意思。

【原文】

　　剪烛夜话，此少壮之常。老年若不检束，愈谈笑愈不倦，神气浮动，便觉难以收摄。鲍氏《皇极经世注》曰："人之神，昼在心，夜在肾。"盖肾主纳气，谈笑则气不纳，气不纳则神不藏，所以终夜无寐，谈笑亦足致之。

【译文】

　　剪烛夜话，是年轻人经常做的事情。老年人若是不能约束自己，说得越多，越不会感到疲倦，神气浮动，心神没办法收摄。鲍氏《皇极经世注》中说："人的精神，白天靠心所生，夜晚靠肾所生。"因为肾主藏，主纳气，说笑会导致肾不纳气，不纳气的话就会藏不住精神，导致整晚睡不着，谈笑完全会导致这样的后果。

【原文】

　　夜以更点为候，如更点无闻，何所取准？拈香一炷，或两炷，随其坐之久暂，令每夜同之，则气血之动定有常，入寝始觉安然。四时夜有长短，各酌其宜可也。予尝有《秋夜》诗云："薄醉倦来禁不得，月光窥牖引人看。"凡值月明时，推窗看月，事所恒有，然呼吸间易感风露，为从暖室中顿受凉气耳。《内经》曰："因于风露，乃生寒热。"秋月弥佳，尤宜戒看。

【译文】

　　夜晚按更击鼓报时为时间标准，如果听不到更鼓声音，又拿什么作为标准呢？可以点一两炷香，根据自己静坐时间的长短，让每晚相同，这样一来气血的运行有规律，睡觉的时候会觉得安定。季节的不同夜晚也会有长有短，斟酌选择适宜的时间。我曾经有一首《秋夜》诗："薄醉倦来禁不得，月光窥牖引人看。"凡是碰到月亮明亮的时候，推开窗户看月亮，这是经常有的事，但是呼吸的时候容易感受风寒露水，这是因为从暖室里出来，突然感受凉气的缘故。《黄帝内经》说："感受风露，会产生恶寒发热。"秋月更加美好，尤其不应当观看。

【原文】

夏夜时刻甚短，即早卧仅及冬夜之半，陈传良[1]诗所谓"短夜得眠常不足"。纵未就枕，宜寝室中坐少顷。至若风檐露院，凉爽宜人，非不快意，但夜气暗侵，每为病根所伏。大凡快意处，即是受病处。老年人随事预防，当于快意处发猛省，又不独此夜坐纳凉之一节也。

【注释】

①陈传良：宋代文人，生平不详。

【译文】

夏天夜短，即使睡觉时间早也才是冬天的一半，所以陈传良诗中说"短夜得眠常不足"。睡觉前，不妨在房间中稍稍坐一会儿。如果在院子里乘凉，虽然当时凉爽宜人，非常舒服，但是夜寒会在不知不觉中侵入身体，每每会落下病根。凡是快意的地方，都是容易受病的地方。老年人应该随时留意预防，在快意的时候绷紧警醒的神经，绝不仅仅是夏天纳凉这一件事情该这样。

【原文】

夜坐乃凝神于静，所以为寐计耳。按《紫岩隐书》[1]曰："每夜欲睡时，绕室行千步，始就枕。"其说却与坐相反。盖行则身劳，劳则思息，动极而返于静，亦有其理。首篇论安寐，愚谓有操纵二法，此夜坐是以静求静，行千步是以动求静，与操纵意相参，可以体验得之。

【注释】

①《紫岩隐书》：疑为宋于石所著。于石，字介翁，号紫岩，晚更号两溪，宋兰溪人。

【译文】

一般来说，晚上静坐有助于宁神，进而有助于睡眠。按《紫岩隐书》中说："每夜欲睡时，绕室行千步，始就枕。"这种说法与静坐助眠恰恰相反。大概是说走路会让人身体疲劳，人一旦疲劳就会想休息，运动到了极点就会转而想要安静，也有一定的道理。本书的第一篇说到安寐，我认为有操纵二法。夜晚静坐是为了以静求静，走路是为了以动求静，和操纵二法的意思相同，老年人不妨一试。

卷二

燕居

【原文】

养静为摄生首务。五官之司，俱属阳火，精髓血脉，则阴精也，阴足乃克济阳。《内经》曰："阴精所奉其人寿，阳精所降其人夭。"降者降伏之降，阴不足而受阳制，立见枯竭矣。养静所以养阴，正为动时挥运之用。

【译文】

养生的首要任务是养静。五官是属于阳的，精气、骨髓、血脉是属于阴的。阴气充足才能周济阳火。《黄帝内经》中说："阴精所奉其人寿，阳精所降其人夭。"降就是降服的降，阴气不足就会受到阳气的制约，立刻就会显现枯萎。养静就是养阴，正是为了运动时挥舞运动提供作用。

【原文】

《显道经》①曰："骨涌面白，血涌面赤，髓涌面黄，肌涌面黑，精涌面光，气涌面泽。"光泽必根乎精气，所谓晬然②见于面也。按："精气"二字俱从米③，是精气又必资乎米。调停粥饭，饥饱适时，生精益气之功孰大焉？

【注释】

①《显道经》：明代张宇初等编。②晬然：面色温润的样子。晬，通"晬"（suì），外表面色润泽。③"精气"二字俱从米：气的繁体字是"氣"，因此说，精、气两个字都是米字旁。

【译文】

《显道经》中说："骨骼健壮的人面色白，血液充盈的人面色红润，骨髓满实的人面色黄，肌肉健壮的人面色黑，精气充足的人面色光滑，正气充盈的人面色润泽。"脸色光泽的根基在于精气，就是所谓的光润之貌现于面部。按："精气"两个字是米字旁，所以精气必然要靠米来滋养。合理安排粥饭，做到饮食有节，饥饱有时，就能够生精益气。

【原文】

《记·王制》①云："九十饮食不离寝。"寝谓寝处之所，乃起居卧室之意。如年未九十，精力衰颓者，起居卧室，似亦无不可。少视听，寡言笑，俱足宁心养神，即却病良方也。广成子②曰："无视无听，抱神以静，形将自正。"

【注释】

①《记·王制》:即《礼记》中的《王制》篇,主要介绍了中国古代君主治理天下的规章制度,可以说《记·王制》篇集中国古代国家法原则和制度之大成,更具有纲领性的意义。②广成子:小说《封神演义》中"十二金仙"之一,古代传说中的神仙。

【译文】

《礼记·王制》中说:"人到了九十岁,吃饭也离不开自己的寝室。"寝就是人休息的地方,就是起居卧室的意思。如果还没到九十岁,精力已经开始衰退了的,在卧室中起居,也是可以的。少说话,少言笑,都能够养心宁神,也是去除疾病的好方法。广成子说:"不看不听,让心神保持安定宁静,身体自然会健康。"

【原文】

心者神之舍,目者神之牖。目之所至,心亦至焉。《阴符经》①曰:"机在目。"《道德经》曰:"不见可欲,使心不乱。"平居无事时,一室默坐,常以目视鼻,以鼻对脐,调匀呼吸,毋间断,毋矜持②,降心火入于气海,自觉遍体和畅。

【注释】

①《阴符经》:旧题黄帝撰,学者都认为是后人伪托。本书性质,论者见解各异,纷纭不一,但多认为系道教修养之术,论涉养生要旨、气功、食疗、精神调养、房中等方面。②矜持:拘谨,拘束。

【译文】

心是神明的居所,眼睛是心灵的窗户;眼睛所看到的地方,心也会到达。《阴符经》中说:"生命的机关在于眼睛。"《道德经》中说:"远离那些让人产生欲望的东西。"平时闲来无事,在房间里面坐着,常常让眼睛看着鼻子,鼻子对着肚脐,把呼吸调均匀,不间断、不拘束,让心火下降到气海,自然会感到全身顺畅。

【原文】

《定观经》①曰:"勿以涉事无厌②,故求多事;勿以处喧无恶,强来就喧。"盖无厌无恶,事不累心也;若多事就喧,心即为事累矣。《冲虚经》③曰:"务外游,不如务内观。"

【注释】

①《定观经》:全名《洞玄灵宝定观经》,作者是唐代道士冷子虚,经文假托天尊告左玄真人,言修持定心观慧之道,教人舍弃外事,静心内观。②厌:满足。③《冲虚经》:即《列子》。

【译文】

《定观经》中说:"不要因为涉猎事务没有感到很满足,而有意去做更多的事情;不要因为身在喧闹之处而没有感到烦恼,就勉强着自己在喧闹的环境中逗留。"因为如果不厌倦不烦恼,事情不会让人感到劳费心神;如果事情过多环境又喧闹,心就会被事情所累。《冲虚经》中说:"与其总是追寻外界事物,不如安静地向内观察自己的内心。"

【原文】

心不可无所用，非必如槁木①、如死灰，方为养生之道。静时固戒动，动而不妄动，亦静也，道家所谓"不怕念起，惟怕觉迟"。至于用时戒杂，杂则分，分则劳。惟专则虽用不劳，志定神凝故也。

【注释】

①槁木：干枯的木头。

【译文】

心态应该向上、向善，保持生机，而非如槁木死灰，这才是养生之道。安静的时候自然要戒动，即使是动也不要妄动，也是一种守静。道家所说的"不怕念头升起，只怕迟迟不觉察"。用心时要排除杂念，如果杂念滋生，精神就会分散，精神分散就会觉得疲惫。只有一心一意做事情的时候才不会觉得疲劳，这是志定神凝的缘故。

【原文】

人藉气以充其身，故平日在乎善养。所忌最是怒，怒心一发，则气逆而不顺，窒而不舒，伤我气即足以伤我身。老年人虽事值可怒，当思事与身孰重。一转念间，可以涣然冰释。

【译文】

人凭借气来补充自己的身体，所以平日里要好好善于养气。最重要的是不要发怒，一旦生气，气逆而不顺，憋闷而不舒畅，伤气就是伤身。老年人即使遇到了令人发怒的事情，也应该考虑一下事情和身体哪个更重要。只需要一念之转，就可以涣然冰释。

【原文】

寒暖饥饱，起居之常。惟常也，往往易于疏纵。自当随时审量，衣可加即加，勿以薄寒而少耐；食可置即置，勿以悦口而多贪。《济生编》曰："衣不嫌过，食不嫌不及。"此虽救偏之言，实为得中之论。

【译文】

寒冷、暖和、饥饿、饱腹，是人的日常生活起居。也正是因为习以为常，所以往往会容易忽视。寒暖饥饱都应当随时审量，该加衣服的就加衣服，不要因为天气还不是很寒冷而忍耐着不加；在饮食上也不要贪嘴，不要因为好吃就没有节制。《济生编》中说："衣服不嫌穿得多，饮食不嫌吃得少。"这虽然是纠正偏激的话，但也确实是很正确的观点。

【原文】

春冰未泮①，下体宁过于暖，上体无妨略减，所以养阳之生气；绵衣不可顿加，少暖又须暂脱。北方语曰："若要安乐，不脱不着。"南方语曰："若要安乐，频脱频着。"

【注释】

①泮（pàn）：散，解。冰泮是指冰雪融化。

【译文】

春天冰雪还没有融化的时候，下身宁可暖和一些也不要冻着，上身的衣服可以稍微减少，以此来顺应阳气的生发；不要突然就把棉衣加上，稍稍暖和了又要暂时脱去。北方有俗语："若是想身体健康无恙，不勤穿不勤脱。"南方有俗语："若是想身体健康无恙，穿脱要频繁。"

【原文】

夏月冰盘，以阴乘阳也；冬月围炉，以阳乘阴也。阴阳俱不可违时。《内经》曰："智者之养生也，必顺四时而调寒暑。"然冬寒犹可近火，火在表也；夏热必戒纳凉，凉入里也。

【译文】

夏天里使用冰盘，是用阴来克阳；冬天使用围炉，是用阳来克阴。阴阳是不可以违背时令的。《黄帝内经》中说："智慧的人的养生之道，一定是顺应时节的变化调整寒暑。"然而，冬天寒冷的时候，还可以烤火取暖，因为烤火浮于表；夏天炎热的时候却不能纳凉，因为纳凉会伤及里。

【原文】

《济世仁术编》曰："手心通心窍。大热时，以扇急扇手心，能使遍体俱凉。"愚谓不若谚语云："心定自然凉。""心定"二字可玩味。

【译文】

《济世仁术编》中说："手心与心窍相通。天气炎热时，可以用手当扇子扇风，全身就会凉快起来。"我觉得与其用手扇风，还不如俗语说的："心定自然凉。""心定"二字真是值得玩味的。

省心

【原文】

六淫之邪，其来自外，务调摄所以却之也。至若七情内动，非调摄能却。其中喜怒二端，犹可解释；倘事值其变，忧、思、悲、恐、惊五者，情更发于难遏，要使心定则情乃定，定其心之道何如？曰：安命。

【译文】

六淫邪气来自外界，务必要调养好身体来预防它。至于七情导致的内伤，不是调节就能预防的。其中喜怒两个方面，还可以缓解；如果碰到大的变故，忧、思、悲、恐、惊这五种情绪，一旦产生就难以遏制，先让心安定下来，情绪才会安定，安定内心的方法是什么呢？答曰：安于天命。

【原文】

凡人心有所欲，往往形诸梦寐，此妄想惑乱之确证。老年人多般涉猎过来，其为可娱可乐之事，滋味不过如斯，追忆间，亦同梦境矣。故妄想不可有，并不必有，心逸则日休也。

【译文】

　　凡是人们心中的欲望，常常会在睡梦中表现出来，这是胡思乱想扰乱心智的确凿证据。老年人历经世事走到如今，那些可以使自己高兴快乐的事，现在想来感觉不过如此，回忆的时候，也像在梦境里一样。所以，妄想不能有，也不必有，心情安逸自然每天都会快乐。

【原文】

　　世情世态，阅历久，看应烂熟，心衰面改，老更奚求？谚曰："求人不如求己。"呼牛呼马，亦可由人，毋少介意。少介意便生忿，忿便伤肝，于人何损？徒损乎己耳。

【译文】

　　世间的人情世故，经历得多了，就应该看得通透，心力衰减，面容枯槁，老了还想追求什么呢？谚语说："求人不如求己。"被别人呼牛喝马，就随他们去，不要有一点不愉快的情绪。如果自己心里有些介意，便会产生愤懑，愤懑会损伤肝脏，对别人来说又有什么损害呢？只不过伤害自己罢了。

【原文】

　　少年热闹之场，非其类则弗亲。苟不见几知退，取憎而已。至于二三老友，相对闲谈，偶闻世事，不必论是非，不必较长短，慎尔出话，亦所以定心气。

【译文】

　　年轻人聚集的热闹场所，不是他们的同类就不要去接近。如果不能知趣而退，只会招人厌恶而已。至于和两三位老朋友坐在一起闲聊，偶尔听到了一些事情，不要评论它的是非，也不要计较长短，说话要谨慎，这样也是为了安定心气。

【原文】

　　《语》云："及其老也，戒之在得。"财利一关，似难打破，亦念去日已长，来日已短，虽堆金积玉，将安用之？然使恣意耗费，反致奉身匮乏，有待经营，此又最苦事。故"节俭"二字，始终不可忘。

【译文】

　　《论语》说："到了老的时候，不要贪得无厌。"钱财利益这一关，似乎很难看破，但想到自己经历的岁月已经很长，而未来的时间很少了，即使金玉堆积成山，又有什么用呢？然而如果随意地浪费钱财，反而会使养身的本钱匮乏，老了还去谋求生计，这又是人生最痛苦的事了。所以"节俭"二字，始终不能遗忘。

【原文】

　　衣食二端，养生切要事。然必购珍异之物，方谓于体有益，岂非转多烦扰？食但慊①其心所欲，心欲淡泊，虽肥浓亦不悦口；衣但安其体所习，鲜衣华服，与体不相习，举动便觉乖宜。所以食取称意，衣取适体，即是养生之妙药。

【注释】

①慊（qiè）：满足，满意。

【译文】

衣、食两件事，是养生最紧要的事。然而一定要购买珍贵稀奇的东西，才认为对身体有益，岂不是反而给自己增添烦恼吗？饮食只要满足心里想要的，心里想吃味道清淡的食物，即使食物肥甘味美，吃起来也不会舒服；穿衣只要符合自己习惯的就好，虽然鲜艳华美的衣服，如果和身体不相适应，一举一动也会觉得别扭。所以饮食要选择称心如意的，穿衣要选择适合身体，这就是养生的好方法。

【原文】

凡事择人代劳，事后核其成可也。或有必亲办者，则毅然办之。亦有可姑置者，则决然置之。办之所以安心，置之亦所以安心。不办又不置，终日往来萦怀①，其劳弥甚。

【注释】

①萦（yíng）怀：牵挂在心上。

【译文】

凡是请别人帮忙代做的事，事后检查有没有办好就可以。如果有必须自己亲自做的事，就果断地去做。也有暂时可以放在一边待办的，就果断地放在一边不办。做事是为了安心，不去做也是为了安心。如果一件事不去做，也不搁置，整天在心中反复思量，这样心神就更加劳累了。

【原文】

老年肝血渐衰，未免性生急躁，旁人不及应，每至急躁益甚，究无济于事也。当以一"耐"字处之，百凡自然就理。血气既不妄动，神色亦觉和平，可养身兼养性。

【译文】

老年人的肝血慢慢变得衰弱，未免产生急躁的情绪，周围的人如果不能及时回应，常常导致更加急躁，但终究对事情没有什么帮助。应该用一个"耐"字对待这些事，所有的事就都显得在理了。血气既然没有妄动，人的神色也会安详平和，既可以养身也可以养性。

【原文】

年高则齿落目昏，耳重听，步蹇涩①，亦理所必致。乃或因是怨嗟，徒生烦恼。须知人生特不易到此地位耳！到此地位，方且自幸不暇，何怨嗟之有！

寿为五福②之首，既得称老，亦可云寿，更复食饱衣暖，优游杖履，其获福亦厚矣。人世间境遇何常？进一步想，终无尽时；退一步想，自有余乐。《道德经》曰:"知足不辱,知止不殆,可以长久。"

【注释】

①蹇涩(jiǎn sè):步履艰难。②五福:五种福气。《尚书·洪范》云:"五福:一曰寿,二曰富,三曰康宁,四曰攸好德,五曰考终命。"

【译文】

年纪大了就会牙齿脱落,眼睛昏花,听觉不灵敏,走路蹒跚迟缓,这都是自然规律。如果因为这些问题而抱怨感叹,只会增加烦恼罢了。须知人能活到这个年纪是非常不容易的!到了这个年纪,正应当庆幸都来不及,还有什么可抱怨的呢!

寿在五福中排在首位,既然能称老人,也可以说是长寿了,再加上吃得饱,穿得暖,拄杖外出,悠闲畅游,所享受到的福分也算是厚重了。人世间的境遇有什么是一成不变的呢?进一步想,最终也没有终结的时候;退一步想,自然有享不尽的乐趣。《道德经》说:"懂得满足就不会受辱,懂得适可而止就不会遭到危险,可以长久。"

【原文】

身后之定论,与生前之物议①,己所不及闻,不及知,同也。然一息尚存,必无愿人毁己者,身后亦犹是耳。故"君子疾没世而名不称",非务名也。常把一"名"字着想,则举动自能检饬②,不至毁来。否即年至期颐③,得遂考终,亦与草木同腐。《道德经》曰:"死而不亡者寿。"谓寿不徒在乎年也。

【注释】

①物议:众人的议论。②检饬(chì):检点,自我约束。③期颐:也称为人瑞,指百岁以上的老人。

【译文】

人去世后别人对自己的定论,和生前别人的议论,自己已经听不到,也不知道了,所以对自己来说,都一样。但是只要有一口气在,必然不愿别人诋毁自己,死后也是这样。因此说"君子的遗恨是死后名声不被人称颂",这并不是贪图虚名。经常想着"名"这个字,举动自然就能够检点,不至于招来诋毁。否则即使年过百岁,享尽天年,长寿而亡,也会和草木一样腐烂。《道德经》说:"人死了以后他的精神道德还可以影响世人,也称作长寿。"说的是长寿并不仅仅在于年龄。

见客

【原文】

《记·王制》曰:"七十不与宾客之事。"盖以送迎仆仆①,非老年所能胜。若夫来而不往,《记》以为非礼,岂所论于老年!予尝有《扫径》诗云:"积闲成懒痼②难砭,扫径欣看客迹添;若要往来拘礼法,尔音金玉③亦无嫌。"

【注释】

①仆仆：奔走劳顿的样子。②痼：经久难治的病。③金玉：金玉良言。

【译文】

《礼记·王制》中说："七十岁的时候不参与宾客送迎之事。"因为送客迎客这种事情太过烦劳，不是老年人能够胜任的。《礼记》中认为，来而不往非礼也，这条规则哪里适合老年人呢？我曾写过一首《扫径》诗："积闲成懒痼难砭，扫径欣看客迹添。若要往来拘礼法，尔音金玉亦无嫌。"

【原文】

见客必相揖，礼本不可废，但恐腰易作酸，此礼竟宜捐弃。腰为肾之府，肾属水，水动则生波。又按《蠹海集》云："肺居上，肝居下，一鞠躬则肺腑肝仰矣。"故嵇康①言："礼岂为我辈设？"愚谓：揖岂为老年设？

【注释】

①嵇康（224—263）：字叔夜，三国时期魏国著名思想家、音乐家、文学家，为"竹林七贤"的精神领袖。

【译文】

见到客人有相互作揖的礼仪，礼仪本来是不能够废除的，但是老年人躬身作揖恐怕会腰疼，所以这个礼仪可以免除掉。腰是肾之府，肾属水，水一动就会有波澜。又按《蠹海集》中说："肺在上面，肝在下面，鞠躬的时候肺下俯肝上扬。"所以嵇康说过："礼节怎么是来约束我们这种人的呢？"我认为：作揖怎么是为老年人设立的礼节呢？

【原文】

客至进茶，通行之礼。茶必主客各一，谓主以陪客也。老年交好来往，定皆习熟，止以佳茗进于客可耳，若必相陪，未免强饮。或谓设而不饮亦可，又安用此虚文？

【译文】

客人来的时候要喝茶，是普遍流行的礼节。一定是主人客人各一杯，主人要陪着客人喝。人到老年，来往的朋友一定都是非常亲密的，只要把好茶奉给客人就可以了，自己一定要陪着喝，未免太过勉强了。也有人说，只把茶摆在那儿也是可以的，又何必拘泥于形式呢？

【原文】

老年人着衣戴帽，适体而已，非为客也。热即脱，冷即着，见客不过便服。如必肃衣冠而后相接，不特脱着为烦，寒温亦觉顿易，岂所以适体乎？《南华经》曰："是适人之适，而不自适其适者也。"倘有尊客过访，命阍人①婉辞也可。

凡客虽盛暑，其来也必具衣冠，鹄立^②堂中。俟主人衣冠而出，客已热不能胜。当与知交约，主不衣冠，则客至即可脱冠解衣。本为便于主，却亦便于客。

【注释】

①阍人：守门人。②鹄立（hú lì）：如鹄延颈而立，形容盼望等待。

【译文】

老年人穿衣戴帽，舒适合体就好，不是为了接见客人而穿的。热了就脱，冷了就穿，见客的时候也可随便穿着。如果非要整理好衣冠再接待客人，不仅脱穿衣服很麻烦，也容易受凉受热，这样难道对身体有益吗？《南华经》中说："这是为了迎合别人的要求，而不是为了迎合自己的需要。"如果有尊贵的客人来访，不如让看门人委婉地拒绝。

即使是盛夏，客人来拜访的时候也会穿戴整齐，端正地坐在堂中。等到主人整理好衣冠，客人已经热得忍受不了了。和要好的朋友相约时，主人不必拘泥于衣冠，客人到了也可以脱掉帽子、解开衣服。这样一来，既方便了主人，也方便了客人。

【原文】

喜谈旧事，爱听新闻，老人之常态，但不可太烦，亦不可太久，少有倦意而止。客即在座，勿用周旋，如张潮诗所云"我醉欲眠卿且去"可也。大呼大笑，耗人元气，对客时亦须检束。

【译文】

喜欢讨论往事，爱听时下的新鲜事，是老年人的常态，但是不能太过繁琐，也不能聊太久，稍微有了倦意就要适可而止。招待客人时不用碍于情面勉强周旋，正如张潮诗中所说的"我醉欲眠卿且去"，不妨就这样。大声说话和大笑，消耗人的元气，待客时也要约束自己的行为。

【原文】

往赴筵宴，周旋揖让，无此精力，亦少此意兴。即家有客至，陪坐陪饮，强以所不欲，便觉烦苦。至值花晨月夕^①，良友欢聚，偶尔开尊设馔，随兴所之可也，毋太枯寂。

【注释】

①花晨月夕：有鲜花的早晨，有明月的夜晚，指美好的时光和景物。同"花朝月夕"。

【译文】

外出参加宴席，作揖谦让周旋，老年人恐怕没有这个精力，而且也缺乏这样的雅兴。如果家中来了客人，与客人一同闲坐畅饮，勉强着自己做不愿意做的事，就会厌烦。如正值花晨月夕的美景，好友一同相聚，偶尔随性小酌，也是可以的，老年人生活也不要太过枯燥。

【原文】

庆吊之礼①，非老年之事，自应概为屏绝。按：礼重居丧。《曲礼》②犹曰："七十惟衰麻在身，饮酒食肉处于内。"又《王制》曰："八十齐丧之事弗及也。"况其他乎？

【注释】

①庆吊之礼：比喻人与人往来中贺喜、吊唁的礼节。庆，贺喜。吊，唁丧。②《曲礼》：《礼记》的一部分。曲为细小的杂事，礼为行为的准则规范，"曲礼"是指具体细小的礼仪规范。

【译文】

婚丧嫁娶的事情，不是老年人应该关心的事情，应该尽量不要参加。按：古代礼制注重守孝。《曲礼》中还说："七十岁的老人只需身着孝衣，饮酒吃肉都在内屋。"《王制》中说："八十岁的人不参加祭祀、葬礼之事。"更何况是其他的事情呢？

出门

【原文】

邵子自言四不出：大风、大雨、大寒、大热也。愚谓：非特不可出门，即居家亦当密室静摄，以养天和。大雷大电，尤当缄口肃容，敬天之怒。如值春秋佳日，扶杖逍遥，尽可一抒沉郁之抱。

【译文】

邵子说自己在四种天气不会出门：大风天、大雨天、寒冷的天气、炎热的天气。我认为：遇到这几种天气，不但不能出门，就算是在家里也要在密封得比较好的房间中静养，以养天和。雷电天气里，更要闭口肃容，敬畏天之怒。春暖花开和秋高气爽时，可以拄杖出游，疏散心中的郁闷情绪。

【原文】

偶然近地游览，茶具果饵，必周备以为不时之需。置食簏①，竹编如盒，叠作数层，外以环约之，使一手可提。《记·王制》曰："膳饮从于游。"乃兼具酒食。如近地亦非必备。

【注释】

①簏（lù）：用竹篾编的盛零碎东西的小篓。

【译文】

偶尔在近处游览时，准备一些茶水、果子等小零食，以便需要的时候随时取用。准备一个装食物的小篓，用竹子编成盒状，叠成几层，外面加上环，方便用手提着。《礼记·王制》中说："膳饮从于游。"兼指酒食而言。如果是很近的地方，也不是非要准备。

【原文】

春秋寒暖不时，即近地偶出，绵夹衣必挈①以随身。往往顷刻间气

老老恒言

候迥异，设未预备，乍暖犹可，乍凉即足为患。

【注释】

①挈（qiè）：用手提着。

【译文】

春秋寒暖变化之时，即使只是偶尔在近处转转，也要随身带上一件棉衣或夹衣。因为时常会突然就变天。如果没有准备衣服，天气乍暖还好，天气乍凉就有染上风寒的可能了。

【原文】

乘兴而出，不过迳在村郭间，可泛小舟，舟前后必障蔽。乐天诗所谓"一茎竹篙剔船尾，两幅青幕覆船头"也。舟中不能设椅，屹坐摇杌，殊觉不宁。制环椅无足，平置舟板上，与坐环椅无别。居家时不妨移置便榻，亦堪小坐。舟中别置褥，厚而狭者，可坐可卧。另置枕，短而高者，可靠手，可枕首。微觉懒倦，有此则坐卧胥安。

【译文】

在有兴致的时候外出，如果只是在村庄里，就可以乘船，船前后遮蔽起来。就像白居易诗中所说的"一茎竹篙剔船尾，两幅青幕覆船头"。船中不要放置椅子，椅子重心高，摇晃着会觉得不舒服。可以制作没有腿的椅子，平稳地放置在船上，和坐在环椅上没有区别。在家的时候可以放在便榻上，也能够坐在上面休息。床上放上厚而窄的褥子，可以坐着可以躺着。另外放置一个短而高的枕头，可以用来靠手或者枕头。稍微觉得困倦的时候，坐着躺着都会很舒服。

【原文】

足力尚健者，备游山鞋。每制必二緉①，上山则底前薄后厚，下山则底前厚后薄，趁宜而着，命童子携之。古人有登山屐②，去屐前齿，亦此意。

【注释】

①緉（liǎng）：古代计算鞋的单位，相当于"双"。②登山屐：南朝宋诗人谢灵运游山时常穿的一种有齿的木屐。

【译文】

身体尚好、足力还强健的老年人如果要出门登山，要准备登山鞋。每次要准备两双，上山的鞋子鞋底前面薄后面厚，下山的鞋子鞋底前面厚后面薄，根据情况穿着，让随从的仆人拿着。古人有登山屐，去掉鞋子的前齿，就是这个意思。

【原文】

折叠凳，游具也，四足，两两交加，边则但具前后，以木棉缕绷为面，软而可折，今俗称马踏子。其制仿自前明，见《三才图会》①。予诗有"稳坐看山权当榻，不妨折叠入游囊"之句。凡出门，命携以相随，足力倦即堪少坐，不必专为游山也。

太白诗："饭颗山头逢杜甫，头戴笠子日卓午。"又东坡戴笠行雨中，绘《笠屐图》。笠为古人所恒用，御雨兼障日。夏秋之初，或倚杖而出，亦可预办。制以棕与藤，俱嫌少重，竹为骨，皂纱蒙上，似较轻便。另用纱二寸许，垂于笠边，谓之笠檐，亦堪障日。

【注释】

①《三才图会》：又名《三才图说》，是由明朝人王圻及其儿子王思义撰写的百科式图录类书。

【译文】

折叠凳是出游的必备品。四条腿，两两相交，边沿只有前后，用木棉线拉紧做成凳面，软的可以折叠，现在俗称马踏子。它的制作仿照明朝时候的样子，《三才图会》中有记载。我曾写过"稳坐看山权当榻，不妨折叠入游囊"的诗句。出门的时候，让随从的仆人拿着，自己走累了就坐一会儿，不必太过专心地游山。

李白的诗中说："饭颗山头逢杜甫，头戴笠子日卓午。"苏东坡也曾头戴斗笠在雨中漫步，后人据此创作《笠屐图》。斗笠是古人常用的生活用具，雨天遮雨，晴天挡阳光。夏秋之初，如果拄杖出游，可以提前准备斗笠。棕和藤材质的斗笠，未免太重了，用竹子做骨架，再在上面蒙上黑纱，似乎比较轻便。另外，用两寸左右的纱布围在斗笠边上，叫作笠檐，也可以遮挡阳光。

【原文】

老年出不远方，无过往来乡里。《曲礼》曰："行役①以妇人。"谓设有不得已而远行，所以虑之周也。以妇人者，妇人举动柔和，故用之。然此亦古人优②体衰羸③，不嫌过于委曲④。苟有勤谨童仆，左右习惯者，未始不可用。

【注释】

①行役：旧指因服兵役、劳役或公务而出外跋涉，泛称行旅、出行。②优：通"忧"。③衰羸：衰老瘦弱。④委曲：通"委琐"，细碎琐屑。

【译文】

老年人不要出远门，无非是在乡里间往来。《曲礼》中说："老年人出门要让妇人随从。"是说假如有不得已的原因需要出远门的，要考虑周全。妇人行为举止缓和，适合照顾老年人。然而这也是古人担心身体衰老瘦弱，不觉得麻烦。如果有勤劳谨慎的奴仆，在身边侍得比较习惯，就用奴仆也很好。

【原文】

远道行李，必作信宿①计。各项周备外，其要尤在床帐。办阔大折叠凳二，其制见前，或棕绷之，或皮绷之，两凳相接而排，长广恰如床式。闻军营中多用此。帐用有骨子可以架起者。制详四卷《帐》内。

【注释】

①信宿：连住两夜。

【译文】

出远门要准备好行李，还有做好住宿的准备，各项事宜都准备周全，尤其重要的是床帐。准备两个宽大的折叠凳，样式是前面介绍过的，可以用棕叶绷紧，也可以用动物皮绷紧，两个凳子并排放着，恰好像床那么大。听说军营中很常见。帐要用有骨架的，可以架起来。样式在第四卷《帐》里面有详细的介绍。

【原文】

严冬远出，另备帽，名将军套。皮制边，边开四口，分四块，前边垂下齐眉，后边垂下遮颈，旁边垂下遮耳及颊。偶欲折上，扣以纽，仍如整边。趁寒趁暖，水陆俱当。

【译文】

严冬出远门，要另外准备帽子，叫作"将军套"。皮质的帽边，边上开四个口子，分成四块：前面齐眉，后面要能遮住脖颈，旁边垂下遮住耳朵和面颊。偶尔想要向上折起，扣上纽扣，帽子的边会很整齐。这种帽子天气寒冷可戴，天气温暖也可戴，水陆都可以用。

防疾

【原文】

心之神发于目，肾之精发于耳。《道德经》曰："五色令人目盲，五音令人耳聋。"谓淆乱其耳目，即耗敝其精神。试于观剧时验之，静默安坐，畅领声色之乐，非不甚适，至歌阑舞罢，未有不身疲力倦者，可恍悟此理。

【译文】

心的神气反映在眼睛上，肾的精气反映在耳朵上。《道德经》说："五色让人眼睛模糊，五音让人耳朵变聋。"意思是混淆扰乱人的耳目，其实是在耗散人的精神。尝试着在欣赏戏剧的时候验证一下，静静地端坐，畅快地领略声音和色彩的乐趣，没有什么不舒适，等到歌唱完、舞跳完的时候，没有不感觉身体疲惫、气力倦乏的，这时就可以恍然领悟这个道理了。

【原文】

久视伤血，久卧伤气，久坐伤肉，久立伤骨，久行伤筋，此《内经》五劳所伤之说也。老年惟久坐久卧不能免，须以导引诸法，随其坐卧行之（导引有睡功、坐功，见本卷末），使血脉流通，庶无此患。

【译文】

看东西时间长了损伤血液，卧床时间长了损伤气，坐的时间长了损伤皮肉，站立时间长了损伤骨骼，走的时间长了损伤筋脉，这是《黄帝内经》五劳所伤的学说。老年人只有久坐久卧不能避免，必须用各种方法加以导引，可以根据坐卧的情况施行（导引有睡功、坐功，见本卷末），使血脉流通，或许就没有这种后患了。

【原文】

男女之欲，乃阴阳自然之道，《易大传》[①]曰"天地纲缊，男女构精"是也。然《传》引《损》卦爻辞以为言[②]，《损》乃损刚益柔之象，故自然之中，非无损焉。老年断欲，亦盛衰自然之道，《损》之爻辞曰"窒欲"[③]是也。若犹未也，自然反成勉强，则损之又损，必至损年。

【注释】

①《易大传》：《周易》中传的部分称为《易传》，被司马迁称为《易大传》，以区别于汉代其他各家易传。②《传》引《损》卦爻辞以为言：指《系辞下》引上句后紧接着说的"《易》曰'三人行，则损一人，一人行，则得其友'"，此句是《损》卦六三爻辞。③《损》之爻辞曰"窒欲"：《损》卦之《象》曰："山下有泽，损。君子以惩忿窒欲。"

【译文】

男女的性欲，是阴阳自然的道理，《周易·系辞下》说"天地阴阳二气交融，男女两性构精"就是这个意思。但《系辞》又引用《损》卦的爻辞作为论述，《损》是损害刚强、补充柔弱的征象，所以自然界中，不是没有损害。老年人断绝欲望，也是人体盛衰发展的自然规律，《损》卦的爻辞说"抑制欲望"就是这个意思。如果还没有断绝欲望，自然反而成为勉强之事，这样对衰老虚弱的身体又是一次损伤，必定发展到损伤寿命。

【原文】

五藏俞穴[①]，皆会于背。夏热时，有命童仆扇风者，风必及之，则风且入藏，贻患非细，有汗时尤甚。纵不免挥扇，手自挥动，仅及于面，犹之御风而行，俱为可受。静坐则微有风来，便觉难胜，动阳而静阴，面阳而背阴也。

【注释】

①俞（shù）穴：即穴位。俞，通"腧"，人体穴位的总称。

【译文】

五脏的腧穴，全部在背部会合。夏天炎热的时候，有人命令童仆扇风，风必定会侵袭这些穴位，并且会进而伤及脏腑，贻害非常大，有汗的时候扇风尤其严重。纵然不能避免扇扇子，可以自己动手挥动，让风仅仅吹到面部，这就好比乘风而行，都可以承受。静坐的时候，如果有微风吹来，就会觉得难以承受。这是因为运动属阳而静坐属阴，面部属阳而背部属阴。

【原文】

时疫[①]流行，天地不正之气，其感人也，大抵由口鼻入，吴又可[②]论曰"呼吸之间，外邪因而乘之，入于膜原[③]"是也。彼此传染，皆气感召。原其始，莫不因风而来，《内经》所谓"风者，善行而数变"。居常出入，少觉有风，即以衣袖掩口鼻，亦堪避疫。

窗隙门隙之风，其来甚微，然逼于隙而出，另有一种冷气，分外尖

老老恒言

利,譬之暗箭焉,中人于不及备,则所伤更甚。慎毋以风微而少耐之。

【注释】

①时疫:即瘟疫,一时流行的传染病。②吴又可(1582—1652):名有性,字又可,号淡斋,明代江苏吴县人。一生从事中医传染病学研究,著有《瘟疫论》一书,阐发了传染病病因学说。③膜原:又名募原,指胸膜与膈肌之间的部位。温病辨证指邪在半表半里的位置。

【译文】

瘟疫流行,是天地之间的邪气造成的,它的感染途径,大多是从口鼻部位进入人体,正如吴又可《瘟疫论》所说"人在呼吸的时候,外邪趁机而入,进入到膜原"。人与人彼此传染,都是因为呼吸之气感染招致的。寻求疫病发生的原因,没有不因风受到感染的,正如《黄帝内经》所说"风,擅长运行,而且变化多端"。平时出入,稍微感觉有风,就用衣袖遮掩住口鼻,也可以避免瘟疫。

从门窗缝隙里吹来的风,虽然很小,但它是被缝隙挤压而来,是不一样的冷气,分外尖锐锋利,就像暗箭,常在人没有防备的时候伤人,这样造成的伤害更严重。千万不要因为风小就一时忍耐受凉。

【原文】

酷热之候,俄然大雨时行,院中热气逼入于室,鼻观①中并觉有腥气者,此暑之郁毒,最易伤人。《内经》曰:"夏伤于暑,秋为痎疟②。"须速闭窗牖,毋使得入,雨歇又即洞开,以散室中之热。再如冷水泼地,亦有暑气上腾,勿近之。

【注释】

①鼻观:鼻孔,也指嗅觉。②痎(jiē)疟:疟疾的通称。亦指经年不愈的老疟。

【译文】

炎热的气候里,突然大雨降临,院中的热气侵入屋里,鼻子里感觉有腥味儿,这就是暑气的郁毒,最容易损伤人体。《黄帝内经》说:"夏天被暑邪所伤,秋天就会得疟疾。"这时必须立刻关上窗户,不要让暑邪进入室内。雨停后再把窗子打开,以散发室内的热气。比如用冷水泼地的时候,也有暑气上腾,不要靠近它。

【原文】

饱食后不得急行,急行则气逆,不但食物难化,且致壅塞,《内经》所谓"浊气在上,则生䐜胀"。饥不得大呼大叫,腹空则气既怯,而复竭之,必伤肺胃。五藏皆禀气于胃,诸气皆属于肺也。

【译文】

吃饱饭后不要急着走动,立刻行走会导致气机上逆,不但食物难以消化,而且会导致气机壅塞。正如《黄帝内经》所说"污浊之气在上,就会发生䐜胀"。饥饿的时候不能大喊大叫,腹内空虚胃气就虚弱,而大声呼叫又再次使它衰竭,这就必然损伤肺胃。五脏都禀受胃部所输送的气血,诸气又都统属于肺。

【原文】

凡风从所居之方来，为正风^①，如春东风，秋西风，其中人也浅。从冲后来为虚风，如夏北风、冬南风，温凉因之顿异，伤人最深，当加意调养，以补救天时。凉即添衣，温毋遽脱，退避密室，勿犯其侵。

三冬^②天地闭，血气伏，如作劳出汗，阳气渗泄，无以为来春发生之本，此乃致病之原也。春秋时大汗，勿遽脱衣。汗止又须即易，湿气侵肤，亦足为累。

【注释】

①正风：风吹的方向五行归属和季节的五行归属相同，称为正风。②三冬：冬季三月。

【译文】

一年四季中，凡是风从所属的方位吹来，为正风，比如春天吹东风，秋天吹西风，即使伤人也轻浅。从相冲方向吹来的风是虚风，比如夏天吹北风、冬天吹南风，这样的风让人的温凉感觉顿时改变，伤害人最为严重，应该更加注意调养，用以补救天时的不足。觉得寒冷就马上添加衣服，觉得闷热不要立即脱掉衣服，可以躲在隐密的房间里，不要触犯风邪。

冬季天地之气闭藏，人体血气潜伏，如果劳动出汗，阳气就会随汗外泄，不能作为来年春天生发的根本，这是导致疾病的原因。春秋两季出大汗的时候，不要马上脱衣服。不出汗了又必须马上换衣服，湿气侵袭皮肤，也足以伤害人体。

【原文】

石上日色晒热，不可坐，恐发臀疮，坐冷石恐患疝气^①。汗衣勿日曝，恐身长汗斑。酒后忌饮茶，恐脾成酒积^②。耳冻勿火烘，烘即生疮。目昏勿洗浴，浴必添障。凡此日用小节，未易悉数，俱宜留意。

【注释】

①疝：又名小肠气、膀胱气、奔豚气等。本病多由邪聚阴分而致，发病部位又多是肝经所过，故有"诸疝皆属于肝"的说法。②酒积：饮酒过多所致的积滞。症见肚腹胀痛，食少，目黄口干，治法为祛湿消积。

【译文】

被太阳晒热的石头，不可以坐，坐了恐怕会得臀疮，而坐在冰冷的石头上恐怕会得疝气。汗湿的衣服不要在太阳下暴晒，否则恐怕穿上后会长汗斑。酒后不要喝茶，酒后喝茶恐怕脾里会形成酒积。耳朵冻了不要用火烘烤，烘烤了以后就会生疮。眼睛昏花时不要洗澡，洗澡会导致目盲。凡是这些日常生活中的小细节，不能全部细数出来，但都应该留意。

慎药

【原文】

老年偶患微疾，加意调停饮食，就食物中之当病者食之。食亦宜少, 使腹常空虚, 则络脉易于转运, 元气渐复, 微邪自退, 乃第一要诀。

【译文】

老年人偶尔患了小病, 要特别注意调节饮食, 选择可以抵抗疾病的食物食用。食用时应该少吃一点, 让腹部经常处于空虚状态, 脉络就容易通行, 元气就会逐渐恢复, 轻微的病痛自然就会转好, 这是老年养生的第一要诀。

【原文】

药不当病, 服之每未见害, 所以言医易, 而医者日益多。殊不知既不当病, 便隐然受其累。病家不觉, 医者亦不自省。愚谓微疾自可勿药有喜, 重病则寒凉攻补, 又不敢轻试。谚云: "不服药为中医①。"于老年尤当。

【注释】

①中医: 医术水平中等的医生。

【译文】

药不对症, 服用后通常看不出其危害, 所以谈论医道容易, 而做医生的人日益增多。殊不知既然药物不能治疗疾病, 便会在不知不觉中受到药物的伤害, 病人不能自己察觉, 当医生的也不自我反省。我认为轻微的病痛可以不服药就痊愈, 严重的疾病用药多寒凉攻补, 又不敢轻易尝试。谚语说: "病人不吃药, 就相当于中等水平的医生。"这尤其适用于老年人。

【原文】

病有必欲服药者, 和平之品甚多, 尽可施治。俗见以为气血衰弱, 攻与补皆必用人参。愚谓人参不过药中一味耳, 非得之则生, 弗得则死者, 且未必全利而无害, 故可已即已。苟审病确切, 必不可已, 宁谓人参必戒用哉!

【译文】

有病了必须吃药的人, 药性味平和的种类很多, 都可以用来治疗。一般人认为气血虚弱, 攻伐和补益都必须用人参。我认为人参只不过是诸多药物中的一种, 并不是吃了就能活, 不吃就死亡的灵丹, 而且未必只有好处而没有害处, 所以能不用就尽量不用。如果诊断的病情正确, 必须用人参, 就一定不能不用, 怎么会说必须戒用人参呢!

【原文】

凡病必先自己体察, 因其所现之证, 原其致病之由。自顶至踵, 寒热痛痒何如? 自朝至暮, 起居食息何如? 则病情已得, 施治亦易。至切脉, 又后一层事。所以医者在乎问之详, 更在病者告之周也。

【译文】

凡是生病了, 自己必须先体察清楚, 根据疾病表现出来的症状, 推求产生疾病的原因。从头到脚, 寒热痛痒各是什么情况? 从早到晚, 饮食起居是什么情况?

疾病的情况搞清楚了，对其进行治疗也就容易多了。至于诊脉，则是最后该做的事情。所以对治病来讲，在于医生询问病情要详细，更在于病人告诉医生的病情要周到。

【原文】

方药之书，多可充栋①，大抵各有所偏，无不自以为是。窃考方书最古者，莫如《内经》，其中所载方药，本属无多，如不寐用半夏秫米汤②，鼓胀用鸡矢醴③，试之竟无效，他书可知。总之，同一药，而地之所产各殊；同一病，而人之禀气又异；更有同一人，同一病，同一药，而前后施治，有效有不效。乃欲于揣摹仿佛中求其必当，良非易事，方药之所以难于轻信也。

【注释】

①充栋：可以堆满屋子，形容藏书之丰富。②半夏秫（shú）米汤：又名半夏汤，出自《黄帝内经·灵枢》中的《邪客篇》。由半夏、秫米组成，用于湿痰内盛、胃不和则卧不安之失眠症，有祛痰和胃，化浊宁神之功。秫米，糯米。③鸡矢醴：鸡矢八合，炒香，加入无灰好酒三碗，共煎。记载于《黄帝内经·素问·腹中论篇》，治疗腹胀、心腹满、旦食而不能暮食。矢，通"屎"。

【译文】

关于方剂药物的书籍，多得可以堆满整栋屋子，大都有其片面的地方，没有不自以为是的。我考察方书中最古老的，非《黄帝内经》莫属，里面记载的方剂药物，本来就没有多少，比如失眠用半夏秫米汤，鼓胀用鸡矢醴，我试过这些药方竟然没有疗效，其他方书可想而知。总之，即使同一味中药，因产地不同，疗效也不相同；同一种病，因人的禀赋不同而表现的症状不同；甚至有同一个人，得了同一种病，用同一种药，而前后治疗的结果，有的有效，有的无效。而想要从模糊揣测之中找到正确的治法，确实不是件容易的事，这正是方药之书不能轻信的原因。

【原文】

《本草》所载药品，每曰服之延年，服之长生，不过极言其效而已，以身一试可乎？虽扶衰补弱，固药之能事，故有谓治已病，不若治未病。愚谓：以方药治未病，不若以起居饮食调摄于未病。

【译文】

《本草》中记载的药品，经常说吃了有延年益寿，长生不老的功效，其实不过是极大地夸自张它的疗效而已，自己亲自尝试这些药，可以做到长生不老吗？虽然扶持衰弱、补益虚损，本来就是药物最擅长的，所以有人说治疗已经产生的病，不如没病的时候就预防。而我认为：用方药来预防疾病，不如用饮食起居调养身体，预防疾病。

【原文】

凡感风感寒暑，当时非必遽①病。《内经》所谓邪之中人也，不知于其身，然身之受风受寒暑，未有不自知。病虽未现，即衣暖饮热，令有微汗，邪亦可从汗解。《道德经》曰："夫惟病病，是以不病。"

【注释】

①遽（jù）：急，仓促。

【译文】

凡是感染了风、寒、暑邪的人，当时不一定很快发病。《黄帝内经》认为外邪侵袭人体，常在不知不觉中，然而身体感受风、寒、暑邪，没有自己感觉不到的。虽然没有表现出病症，但马上增加衣服，使身体感到温暖，饮用热汤，使身体微微发汗，外邪也可以随汗散发出去。《道德经》说："只有担心疾病出现，所以才不会生病。"

【原文】

病中食粥，宜淡食，清火利水，能使五藏安和，确有明验，患泄泻者尤验。《内经》曰："胃阳弱而百病生，脾阴足而万邪息。"脾胃乃后天之本，老年更以调脾胃为切要。

【译文】

得病之后喝粥，适宜喝味道清淡的，可以清火利水，能使五脏安和，确实有明显的效果，对于患泄泻病的人尤其应验。《黄帝内经》说："胃阳衰弱就会引发各种疾病，脾阴充足所有的邪气都会消除。"脾胃是人体后天的根本，老年人更应该把调养脾胃作为首务。

【原文】

人乳汁，方家①谓之为白硃砂，又曰仙人酒。服食法：以瓷碗浸滚水内，候热，挤乳入碗，一吸尽之，勿少冷。又法：以银锅为乳，烘干成粉，和以人参末，丸如枣核大，腹空时噙②化两三丸。老人调养之品，无以过此。此则全利而无害，然非大有力者不能办。

【注释】

①方家：医生。②噙（qín）：含在里面。

【译文】

人的乳汁，医学上叫作白硃砂，又叫仙人酒。服食的方法：把瓷碗浸泡在滚烫的水中，等碗变热了，将乳汁挤到碗中，一口气喝完，不要让它有一点冷却。另一种方法是：把乳汁挤到银锅里，然后将其烘干成奶粉，加入人参末调匀，制成枣核大小的药丸，空腹在嘴里含化两三丸。老年人调养身体的补品，没有比这更好的了。这种补品只有好处而没有害处，然而不是经济能力突出的人很难办到。

【原文】

程子①曰："我尝夏葛而冬裘，饥食而渴饮，节嗜欲，定心气，如斯而已矣。"盖谓养生却病，不待他求。然定心气，实是最难事，亦是至要事。东坡诗云："安心是药更无方。"

【注释】

①程子：程颢（1032—1085）、程颐（1033—1107）兄弟，北宋洛阳人。程颢字伯淳，又称明道先生。程颐字正叔，又称伊川先生。北宋著名的理学家和教育家，世称"二程"。书中程子指谁，仍无定论。

【译文】

程子说："我曾经夏天穿葛布衣，冬天穿裘皮大衣，饥饿了吃东西，口渴了喝水，节制欲望，安定心气，就像这样而已。"这大概是说养生防病，不需要求取别的方法。然而安定心气，其实是最难做到的事情，也是最重要的事情。苏东坡有句诗就说："安心是药更无方。"

【原文】

术家有延年丹药之方，最易惑人。服之不但无验，必得暴疾。其药大抵锻炼金石，故峻厉弥甚。《列子》曰："禀生受形，既有制之者矣，药石其如汝乎？"或有以长生之说问程子，程子曰："譬如一炉火，置之风中则易过，置之密室则难过。故知人但可以久生，而不能长生。"老年人惟当谨守烬余，勿置之风中可耳。

【译文】

方术家有延年益寿的丹药处方，最容易迷惑人们。吃了不但没有什么功效，而且一定会得严重的急性病。这些药大都是金石烧制而成，所以药力非常峻猛。《列子》说："人在形成生命形体的时候，已经就有定数了，药石怎么可以治疗你的疾病呢？"有人向程子请教长生的方法，程子说："人体就像一炉火，把它放在风中就燃烧得快，把它放在密闭的房间里就燃烧得慢。所以可知，人能够活得长寿些，但不可能长生不死。"老年人只要谨慎地守住自己剩余的生命之火，不要将其放在风中就可以了。

消遣

【原文】

笔墨挥洒，最是乐事。素善书画者，兴到时，不妨偶一为之。书必草书，画必兰竹，乃能纵横任意，发抒性灵，而无拘束之嫌。饱食后不可捉笔，俯首倚案，有碍胃气。若因应酬促逼，转成魔障①。

【注释】

①魔障：障碍。

【译文】

写字作画，挥洒笔墨，是最快乐的事。平时就善于书法绘画的人，兴致来了，不妨偶尔写写画画。写书法一定要写草书，绘画一定要画兰花或竹子，才能纵横挥洒，率性随意，抒发自己的性情灵感，而不会有被拘束的感觉。刚刚吃饱后不宜提笔，因为书写或作画的人低着头靠在桌案上，会阻碍胃气的运行。如果因为应酬不得已饭后提笔，反而会影响健康。

【原文】

棋可遣闲，易动心火；琴能养性，嫌磨指甲。素即擅长，不必自为之。幽窗邃室，观弈听琴，亦足以消永昼。

【译文】

下棋可以消遣休闲，但容易扰动心火；弹琴能修身养性，但容易磨损指甲。如果平时就擅长，就不必亲自去做。在幽静而深邃的房间里，看别人下棋，听别人弹琴，也足以打发漫长的白天。

【原文】

能诗者偶尔得句，伸纸而书，与一二老友共赏之，不计工拙，自适其兴可也。若拈①题或和韵②，未免一番着意。至于题照③，及寿言挽章，概难徇情④。

法书⑤名画，古人手迹所存，即古人精神所寄。窗明几净，展玩一过，不啻⑥晤对古人。谛审其佳妙，到心领神会处，尽有默然自得之趣味在。

【注释】

①拈题：旧时文人集会作诗的一种方式，拈题是各人自认或拈阄定题目。②和韵：在限定的韵部中自认或拈定诗韵。③题照：在画像上题诗。④徇情：屈从私情。⑤法书：名家的书法范本。⑥不啻（chì）：如同。

【译文】

会写诗的老年人偶尔想到了好的诗句，展开纸来书写，和一两位老朋友共同欣赏，不计较好坏，自己觉得高兴就好。如果拈阄定题作诗，或按既定的原韵和作，未免还要动一番脑筋。至于在画像上题诗，或撰写祝寿语或挽联，一概都不能屈从私情。

字帖和名画，是古人遗留下来的手迹，也是古人精神的寄寓。房间明亮，桌案洁净，展开书画欣赏一遍，就如同跟古人面对面地交流。仔细观察书画中的奥妙，到心领神会的时候，自然可以领略到一番默默自得的趣味。

【原文】

院中植花木数十本，不求名种异卉，四时不绝便佳。呼童灌溉，可为日课。玩其生意，伺其开落，悦目赏心，无过于是。

【译文】

在院子里种植几十种花木，不要求名花异草，一年四季不断开花就好。唤童仆给花木浇水，可以作为他们每天的必修课。观赏花木蓬勃生长的生命力，欣赏其花开花落的不同景色，赏心悦目，心情愉快，没有能超过这种乐趣的。

【原文】

鹤，野鸟也，性却闲静，园圃宽阔之所即可畜。去来饮啄，任其自如，对之可使躁气顿蠲①。若笼画眉，架鹦鹉，不特近俗，并烦调护，岂非转多一累？

【注释】

①蠲（juān）：消除。

【译文】

鹤，是一种野鸟，性情却闲适安静，宽敞的园子里就可以畜养。来来去去饮水啄食，让它自由自在，面对它们可以让烦躁的心情顿时消除。如果用笼子关住画眉，用架子缚住鹦鹉，不仅特别庸俗，并且养起来麻烦，岂不是给自己又多添了一个负担？

【原文】

阶前大缸贮水，养金鱼数尾，浮沉旋绕于中，非必池沼，然后可观。闲仁时观鱼之乐，即乐鱼之乐。既足怡情，兼堪清目。

【译文】

台阶前放一口大缸，贮满水，养几尾金鱼，让它们在水缸里自由自在地游动，不一定非要很大的池塘，然后才可以观赏。空闲的时候站在水缸旁边，观看鱼儿自在游玩的快乐，自己也会因为鱼儿的快乐而感到快乐。这样既能够陶冶性情，也能够清净眼目。

【原文】

拂尘涤砚，焚香烹茶，插瓶花，上帘钩，事事不妨身亲之，使时有小劳，筋骸血脉，乃不凝滞。所谓流水不腐，户枢不蠹也①。

【注释】

①"流水不腐"二句：比喻经常运动的东西不易受侵蚀。蠹（dù），蛀蚀。

【译文】

拂去灰尘，洗涤砚台，点燃香炉，煮一壶茶，插一瓶花，挂上帘钩，这些小事不妨亲自去做。使身体经常有少量运动，筋骨血脉，才不会凝滞。正所谓流动的水不会发臭，经常转动的门轴不会被虫蛀。

导引

【原文】

导引之法①甚多，如八段锦、华佗五禽戏、婆罗门十二法、天竺按摩诀之类，不过宣畅气血，展舒筋骸，有益无损。

【注释】

①导引之法：导气引体的方法，中医养生术之一。本章译文将适当补充句意以方便读者参考施行。

【译文】

导引的方法有很多，比如八段锦、华佗五禽戏、婆罗门十二法、天竺按摩诀等等，功效都是宣畅气血，舒展筋骨，对身体有益无害。

【原文】

兹择老年易行者附于下，分卧功、立功、坐功三项。至于叩齿咽津，任意为之可也。修炼家有纳气通三关、结胎成丹之说，乃属左道，毋惑。

【译文】

在这里挑选一些老年人比较容易练习的功法，分为卧功、立功、坐功三项。至于叩齿咽津，随意去做就可以了。修炼家有纳气通三关、结胎成丹的说法，这些属于旁门左道，不要被它所迷惑。

【原文】

仰卧，伸两足，竖足趾，伸两臂，伸十指，俱着力向下，左右连身牵动数遍。

仰卧，伸左足，以右足屈向前，两手用力攀至左，及胁；攀左足同，轮流行。

仰卧，竖两膝，膝头相并，两足向外，以左右手各攀左右足，着力向外数遍。

仰卧，伸左足，竖右膝，两手兜住右足底，用力向上，膝头至胸；兜左足同，轮流行。

仰卧，伸两足，两手握大拇指，首着枕，两肘着席，微举腰摇动数遍。

【译文】

仰卧地上，两腿伸直，双脚脚趾竖立，两臂左右平伸，手指伸直，掌心向下，此时身体向左右两侧牵动数十次。

仰卧地上，左腿伸直，屈右膝向前，双手抱住用力向左侧倾，到达胸部；改换右腿屈膝双手抱住，向右侧倾至胸部，两腿交替各进行数十次。

仰卧地上，两腿屈膝，两腿膝盖接触，两脚向下，左手握左脚踝，右手握右脚踝，共用力向外拉。共做数十次。

仰卧地上，左腿伸直，右腿屈膝，用两手兜住右脚掌，右脚用力向上蹬，膝盖顶住胸部，稍停，放下；改换左腿，如上同样动作进行一次。重复上述动作，两腿交替各进行数十次。

仰卧地上，两腿伸直，两臂在身体两侧，两肘着地扶住腰部，用力支撑使腰稍微抬起，轻轻向左右摇动数十次。

【原文】

正立，两手叉向后，举左足空掉数遍；掉右足同。轮流行。

正立，仰面昂胸，伸直两臂，向前，开掌相并，抬起，如抬重物，高及首，数遍。

正立，横伸两臂，左右托开，手握大拇指，宛转顺逆摇动，不计遍。

正立，两臂垂向前，近腹，手握大拇指，如提百钧重物，左右肩俱耸动，数遍。

正立，开掌，一臂挺直向上，如托重物，一臂挺直向下，如压重物，左右手轮流行。

【译文】

身体直立，两臂置身后，两小臂重叠，两手分别抓住两肘，然后抬左腿，向上踢数十次；再改抬右腿，向上踢数十次。尽量向上踢，腿尽量抬高。

身体直立，两腿并拢，挺胸抬头，两臂向前伸直，掌心向上，使手臂上举至头部，稍停，放下。如此重复进行数十次。

身体直立，两腿并拢，两臂在胸前画圆，相对顺逆摇动。重复进行数十次。

身体直立，两腿并拢，两臂在胸前垂下贴近腹部，双手握拳，大拇指在四指内。如手提百斤重物，左右两肩同时耸动，并使周身一起用力。如此重复，耸动数十次。

身体直立，两腿并拢，两臂在身体两侧垂下，这时，左臂上举，左手开掌向上，如托起百斤重物，如此，左右两手臂交替进行。重复各进行数十次。

【原文】

跌坐，擦热两掌，作洗面状，眼眶、鼻梁、耳根，各处周到，面觉微热为度。

跌坐，伸腰，两手置膝，以目随头左右瞻顾，如摇头状，数十遍。

跌坐，伸腰，两臂用力，作挽硬弓势，左右臂轮流互行之。

跌坐，伸腰，两手仰掌，挺肘用力齐向上，如托百钧重物，数遍。

跌坐，伸腰，两手握大拇指作拳，向前用力，作搥物状，数遍。

跌坐，两手握大拇指，向后托实坐处，微举臀，以腰摆摇数遍。

跌坐，伸腰，两手置膝，以腰前扭后扭，复左侧右侧，全身着力，互行之，不计遍。

跌坐，伸腰，两手开掌，十指相叉，两肘拱起，掌按胸前，反掌推出，正掌挽来，数遍。

跌坐，两手握大拇指作拳，反后搥背及腰，又向前左右交搥臂及腿，取快而止。

跌坐，两手按膝，左右肩前后交扭，如转辘轳，令骨节俱响，背觉微热为度。

【译文】

盘坐，两手合掌擦热，做干浴洗面状，眼眶、鼻梁、耳根各部位皆洗周到，使面微热为度。

盘坐，两臂向上伸展，做伸腰状。然后，两手放在左右膝盖上，两目随头左右环顾，如摇头状。重复做数十遍。

　　盘坐，两臂向上伸展，做伸腰状。然后，两臂用力，左臂在前，右臂在后，如挽硬弓姿势。两臂交替进行。

　　盘坐，两臂向上伸展，做伸腰状。然后，两手掌心朝上，挺肘用力，两臂同时用力向上，如托起百斤重物，稍停，放下。如此反复做数次。

　　盘坐，两臂向上伸展，做伸腰状。两手握拳，大拇指在四指内，两臂向前用力伸出，作掷物状，稍停，放回。如此反复进行做数十次。

　　盘坐，两臂向身后挺伸，两手握拳，大拇指在四指内，将两手移在臀部抬起，使腰做左右摇摆活动，做数遍。

　　盘坐，两臂向上伸展，做伸腰状。两手放置于左右膝盖上，将腰向前、后、左、右用力摇动，往复循环。不计遍数。

　　盘坐，两臂向上伸展，做伸腰状。两手开掌，十指交叉，两肘拱起，掌心按胸，然后反掌推出，再正掌返回按胸，如此往复循环。进行数十次。

　　盘坐，两手握拳，大拇指在四指内。然后使手臂反向伸到背后，两手用力捶背及腰，再使手臂移到身体前面，左右交叉，令两手用力捶臂及腿，至腰、背、臂、腿觉得微热、舒畅、松弛时止。

　　盘坐，两手分别用掌心按左右膝盖，两肩同时做前后扭动，如转轱辘状，尽量使肩关节活动，直至咯咯作响，有微热感。

卷三

书室

【原文】

　　学不因老而废。流览书册，正可借以遣闲，则终日盘桓[1]，不离书室。室取向南，乘阳也。《洞灵经》曰："太明伤魂，太暗伤魄。"愚按：魂为阳气之英也，魄为阴体之精也。所谓伤者，即目光可验。如太明就暗，则目转昏，伤其阳也；太暗就明，则目转眯，伤其阴也。又《吕氏春秋》[2]曰："室大多阴，多阴则痿。"痿者，喻言肢体懈弛、心神涣散之意。

【注释】

　　①盘桓：徘徊，逗留。②《吕氏春秋》：秦国丞相吕不韦主编的一部古代类百科全书式的传世巨著，有八览、六论、十二纪，共二十多万言。

【译文】

　　学习不能因为年老而废弃。浏览书籍，正是消遣的好办法，每天都在书室中。

书室应该取朝南的方向，南面阳气盛。《洞灵经》中说："光线太强烈会伤魂，光线太暗了会伤魄。"我认为魂属阳，魄属阴，这里所说的"伤"，是目光就可以验证的。如果从太过明亮的地方到黑暗的地方，就会头晕目眩，伤阳气；如果从太暗的地方到太明亮的地方，眼睛就会眯起来，伤阴气。《吕氏春秋》中说："房间太大则阴气重，阴气重则会得痿症。"痿，就是身体某部分萎缩或失去机能，心神涣散的意思。

【原文】

室中当户，秋冬垂幕，春夏垂帘，总为障风而设。晴暖时，仍可钩帘卷幕，以挹①阳光。《内经》曰："风者，百病之始也。"又曰："古人避风，如辟矢②石焉。"其危词③相儆④如此，当随时随地，留意避之。

三秋凉气尚微，垂幕或嫌其密，酌疏密之中，以帘作里，蓝色轻纱作面，夹层制之。日光掩映，葱翠照入几榻间。许丁卯⑤诗所谓"翠帘凝晚香"也。可以养天和，可以清心目。

【注释】

①挹：舀，把液体盛出来。从有余的地方取出来，以补不足。②矢：箭。③危词：骇人之言。④儆：同"警"，警报，警告。⑤许丁卯：指唐代诗人许浑（约791～853）。许浑居于丹阳（今属江苏）丁卯桥旁丁卯庄，著有《丁卯集》，故称许丁卯。

【译文】

书室的门，秋冬要挂上垂幕，春夏要挂上门帘，目的是为了遮蔽风邪。天气晴朗暖和的时候，可以把帘子挂起来，来汲取阳光。《黄帝内经》中说："风，是百病的源头。"又说："古人躲避风，就像躲避箭和石头。"这些骇人之言是要告诫人们，要随时随地避免风邪入侵。

秋天的凉气还很微弱，挂着幕布如果觉得太严密，可以在疏密之中，用布帘做里子，用蓝色的轻纱做面子，制作一个夹层的门帘。在日光的掩映之下，葱翠之色会照进书室中的几榻之间。就像是许丁卯诗中说的"翠帘凝晚香"。可以养天和，也可以清心目。

【原文】

每日清晨，室中洞开窗户，扫除一遍。虽室本洁净，勿暂辍，否则渐生故气，故气即同郁蒸之气，入于口鼻，有损脾肺。脾开窍于口，肺开窍于鼻也。古人扫必先洒水，湿日积，似亦非宜。严冬取干雪洒地而扫，至佳。常时用木屑微润以水，亦能粘拌尘灰，不使飞扬，则倍加洁净。

【译文】

每天早上，把书室的窗户打开，扫除一遍。即使书室中的环境已经很清洁了，也不要因而不打扫，否则会渐渐滋生出陈腐的气息，陈腐的气息就像是郁蒸的湿气一样，进入口鼻，会损伤脾肺，原因是脾开窍于口，肺开窍于鼻。古人扫地之前要洒水，湿气日日积累，似乎也不好。严冬时不妨将干雪洒在地上，是最好不过的。平时可把木屑用水微微润湿，这样能够粘住灰尘，不至于尘土飞扬，让书室更加清洁。

【原文】

卑湿之地不可居。《内经》曰："地之湿气，感则害皮肉筋脉。"砖铺年久，即有湿气上侵，必易新砖。铺以板，则湿气较微，板上亦可铺毡，不但举步和软，兼且毡能收湿。《春秋左氏传》：晋平公疾，秦伯使医和视之，有"雨淫腹疾"之语，谓雨湿之气，感而为泄泻。故梅雨时，尤宜远湿。

【译文】

地势低洼潮湿的地方不适宜居住。《黄帝内经》中说："感受到了地上的湿气，就会损伤到皮肉筋脉。"地砖铺的时间久了，就会有湿气侵入，必须换新地砖。铺上木板，就会减少湿气，木板上再铺上毡子，不仅走起来舒服柔软，毡子还能吸收潮气。《春秋左氏传》中记载：晋平公患疾，秦伯命令医和给他看病，说了"雨淫腹疾"之类的话，说的是下雨天，湿气很重，就会出现泄泻。所以梅雨时节，要远离湿气。

【原文】

南北皆宜设窗。北则虽设常关，盛暑偶开，通气而已。渊明常言，五六月中，北窗下卧，遇凉风暂至，自谓是羲皇上人[①]。此特其文辞佳耳，果如此，入秋未有不病者，毋为古人所愚。

窗作左右开阖者，槛[②]必低，低则受风多。宜上下两扇，俗谓之和合窗。晴明时挂起上扇，仍有下扇作障，虽坐窗下，风不得侵。窗须棂[③]疏则明，糊必以纸则密。

【注释】

①"渊明常言"五句：出自《与子俨等疏》。羲皇上人，伏羲氏以前的人，即太古的人。比喻无忧无虑，生活闲适的人。②槛（jiàn）：栏杆。③棂：旧式窗户的窗格。

【译文】

书室的南边和北边都要设置窗户，北边虽然有窗户但平时要关着窗户，盛夏时偶尔打开，以便通风。陶渊明说，五六月份的时候，在北边的窗户下躺着，偶尔有凉风吹来，觉得自己是羲皇。但这只是陶渊明的文辞罢了，如果真的这样，秋天的时候就会患病，所以还是不要被古人愚弄。

窗户是左右开关的，窗槛一定会很低，这样就容易受风。上下两扇的比较好，俗称和合窗。天气晴朗的时候就把上面的一扇打开，下扇仍然可以作为屏障，即使坐在窗户下面，也不会被风吹到。窗户的窗格要稀疏一些，才更加明亮，用纸把窗户糊上才严密。

【原文】

三冬日行南陆[①]，光入窗牖，最为可爱。如院中东西墙峻，日已出而窗未明，日方斜而窗顿暗。惟两旁空阔，则红日满窗，可以永昼。予尝作《园居》诗，有"好是东西墙放短，白驹挽得驻疏棂"之句。

【注释】

①南陆：南方，南方大地。

【译文】

冬天太阳的轨道偏向南边，光线进入窗户之中，最为可爱。如果院子中东西墙太高，太阳已经出来了，可是窗户却没有变明亮，太阳刚刚落下窗户就变暗了。只有院子空旷，太阳才能长时间地照进院子，白天才会显得长。我曾写过一首叫作《园居》的诗，有"好是东西墙放短，白驹挽得驻疏棂"的诗句。

【原文】

室前庭院宽大，则举目开朗，怀抱亦畅。更须树阴疏布，明暗适宜。如太逼窒，阳光少而阴气多，易滋湿蒸入室之弊。北向院小，湿蒸弥甚，坐榻勿近之。

【译文】

房子前面的庭院宽大，则会觉得视野开阔，心中也畅快。还需要树荫密布，明暗适宜。如果院子太过窄小，照射进来的阳光少，阴气多，湿气容易侵入到室内。朝北的院子小，湿气弥漫，坐榻不要靠近北边。

【原文】

长夏院中，阳光照灼，蓝色布为幄以障之，妥矣。微嫌光犹瞿目①，不若获②帘漏影，兼得通风。或剪松枝带叶作棚，时觉香自风来，更妙。如以席篷遮蔽，非不幽邃，然久居于中，偶见日色，反易受暑。

【注释】

①瞿（jù）目：刺眼。②获：俗称获草、获了、霸土剑，系多年生草本水陆两生植物。

【译文】

夏天院子中光照强烈，用蓝色的布来遮蔽阳光，是很妥当的。如果阳光有些耀眼，不如用获做成帘子，能够遮挡阳光，还能通风。或者剪一些上面带叶子的松枝做棚子，会感觉到松香气从风中吹来，更惬意。如果用席篷遮蔽，也不是说不幽邃，然而长时间在里面，偶尔才见到阳光，反而容易中暑。

【原文】

高楼下，日不上逼；其西偏者，日过午即影移于东。三伏时可以暂迁书室于此，兼令檐下垂帘，院中障日，南窗向明而时启，北牖虽设而常关，起居其中，尽堪销夏。

【译文】

住在高楼下面，没有太阳直射，房屋的西侧，过了中午影子就会向东移动。三伏天可以暂时把这里当作书室。同时在屋檐下面垂下窗帘，院子里面遮挡阳光，朝南的窗户向着太阳，要经常开着，朝北的窗户要经常关着。在这样的房间里面，足以安然度过炎热的夏天。

书几

【原文】

几，犹案也、桌也，其式非一。书几乃陈书册、设笔砚，终日坐对之，长广任意。而适于用者，必具抽替二三，以便杂置文房之物。抽替不可深，深不过二寸许，太深未免占下地位，坐必碍膝。或左右作抽替而空其坐处，则深浅俱可。

【译文】

书几就是书桌，它的样式多种多样。书几是摆放书册、笔墨纸砚的地方，读书时整日面对，长宽任意。但是书几内必须有几个抽屉，方便放置一些书房中常用的东西。抽屉不能太深，深不过四寸许，太深了就会占地方，坐着肯定会妨碍膝盖。或者将抽屉放置在书几的左右两侧，这样深浅就无所谓了。

【原文】

檀木瘿木①，作几极佳，但质坚不能收湿，梅雨时往往蒸若汗出，惟香楠无此弊。或以漆微掩之，其弊仍不免矣。有黑漆退光者，杜少陵诗所谓"拂拭乌皮几"是也，口鼻呼吸，几面即浮水气，着手有迹，粘纸污书，不堪书几之用。

【注释】

①瘿木：亦称影木，"影木"之名系指木质纹理特征，并不专指某一种木材。

【译文】

檀木和瘿木虽然是制作书几很好的材料，但是它们质地坚硬不容易吸收潮气，梅雨时节往往会像出汗蒸出湿气，只有香檀木没有这个缺点。有在檀木和瘿木上刷一层油漆的，也不能遮掩这个缺点。黑漆时间长了会退光，就是杜甫有诗句中说的"拂拭乌皮几"。人的一呼一吸会让书几表面出现水汽，手放在上面会有痕迹，粘住纸张，污染书面，不适合做书几。

【原文】

几上文具罗列，另以盘陈之，俗称多陈盘。或即于几边上作矮栏，勿雕饰，高不过寸，前与两旁，三面相同。其两旁栏少短，仅及几之半，则手无障碍。以此杂陈文具，得有遮拦，较胜于盘。

【译文】

书几上陈列上文具，另外要摆设上一些盘子，俗称多陈盘。或者在书籍的边沿制作低矮的栏杆，高不要过寸，前面和两旁，这三面的高度相同。两旁的矮栏稍微短一些，是书几宽度的一半，这样手不会觉得碍事。用矮栏来陈列文具，有遮拦，比多陈盘要好。

【原文】

　　大理石、肇庆石，坚洁光润，俱可作几面，暑月宜之。又有以洋玻璃作几面，檀木镶其边，锡作方池承其下，养金鱼及荇藻于其中，静对可以忘暑。

【译文】

　　大理石、肇庆石，坚硬光滑，可以用来做书几面，夏天的时候最适宜。还有用洋玻璃做书几面的，用檀木来镶边，用锡制作一个方池，放在下面，在里面养上金鱼和荇藻，静静地观赏可以忘记暑热。

【原文】

　　冬月以毡铺几，非必增暖，但使着手不冷，即觉和柔适意。苏子由诗："细毡净几读文史。"《汉旧仪志》①云："冬月加绨②锦于几，谓之绨几。"则铺毡便可谓之毡几。夏月铺以竹席，《书·顾命》③曰："敷④重笋席⑤。"注："竹席也。"古设以坐，今铺于几，取其凉滑。缘以边，边下垂檐数寸，乃不移动，亦可为几饰。

【注释】

　　①《汉旧仪志》：疑指《汉旧仪》。②绨（tí）：古代一种粗厚光滑的丝织品。③《书·顾命》：指《尚书·顾命》篇。成王将崩，命召公、毕公率诸侯相康王，作《顾命》。④敷：铺上。⑤笋席：嫩竹青编成的席子。

【译文】

　　冬天把毛毡铺在书桌上，不是要靠此来取暖，而是为了让手放在上面不感觉到冷，能感觉到舒适软和。苏子由诗中说："细毡净几读文史。"《汉旧仪志》中说："冬天在书几上铺上绨锦，叫作绨几。"那么铺上毡子就可以叫作毡几了。夏天铺上竹席，《尚书·顾命》中说："铺上几层嫩竹青编成的席子。"注："这就是竹席。"古人是用在座位上，现在用来铺在书几上，十分清爽凉快，镶上边，边垂下来几寸，这样放在书几上就不会移动，也可以作为书几的装饰。

【原文】

　　《记·玉藻》曰："君子居恒当户。"谓向明而坐也。凡设书几，向南，偏着东壁为当。每有向南之室，设书几向西者，取其作字手迎天光，此又随乎人事之便。位置之宜，非必泥古。予旧有《自题书室》诗："萝薜①缘墙松倚天，园居爱此最幽偏。面西一几南窗下，三十年来坐榻穿。"忆予春秋二十有八，始起居此室，自今计之，几五十年，几榻未尝少更也。

【注释】

　　①萝薜：泛指攀援的蔓生植物。

【译文】

　　《礼记·玉藻》中说："君子应该对着门户而坐。"说的是坐着的时候要朝着明亮的地方。摆放书几,最好朝向南,偏向东边的墙壁。有朝南的房子,摆放书几要向西,这样写字的时候手迎着阳光,这也要看人的习惯。书几的摆放位置不一定非要拘泥古法。我作过一首《自题书室》的旧诗:"萝薜缘墙松倚天,园居爱此最幽偏。面西一几南窗下,三十年来坐榻穿。"回忆我二十八岁的时候,起居便是在这间房子里,到今天已经有五十年了,书几和坐榻都没有变更过。

【原文】

几下脚踏矮凳,坐时必需。凳之制,大抵面作方棂①,仅供脚踏而已。当削而圆之,宽着其两头,如辘轳可以转动。脚心为涌泉穴,俾踏处时时转动,心神为之流畅,名滚脚凳。或几足下,四周镶作辘轳式,宽如几面,更觉踏处舒展。

【注释】

①棂:窗户或栏杆上雕有花纹的格。

【译文】

书几下面可以放上一个脚踏的矮凳子,是坐时的必需品。书几下的搁脚凳凳面有方格,专作踏脚之用。应当把凳面削圆,让两头宽一些,像辘轳一样可以转动。脚心是涌泉穴,使脚踏的地方能够时时转动,心神也会流畅,这种矮凳叫作"滚脚凳"。或者在书几的四脚下镶嵌成辘轳式,和书几的面一样宽,脚踏的地方就更舒服了。

坐榻

【原文】

有卧榻宽而长者,有坐榻仅可容身。服虔①《通俗文》②曰:"榻者,言其塌然近地也。"常坐必坐榻乃适。元微之诗:"望山移坐榻。"轻则便于移也。因其后有靠,旁有倚,俗通称为椅子,亦曰环椅。椅面垫贵厚,冬月以小条褥作背靠,下连椅垫铺之,皮者尤妙。

【注释】

①服虔:东汉经学家。字子慎,初名重,又名祇,后更名虔,河南荥阳东北人。②《通俗文》:东汉末服虔撰。这是我国第一部俗语词辞书,在小学史与辞书史上具有重要地位。

【译文】

宽而长的叫作卧榻,仅仅可以容身的叫作坐榻。服虔在《通俗文》中记载:"榻,说的是它沦陷而靠近地面。"坐着的时候要有坐榻才舒服,元稹诗中说"望山移坐榻",是说坐榻轻便方便挪动。后面有靠背,旁边有扶手,这样的坐榻叫作"椅子",也叫"环椅"。椅子上要铺上厚一些的垫子,冬天可用小条褥做靠背,下面连着椅垫铺好,椅垫最好是皮的。

【原文】

卧榻亦可坐,盘膝跏趺为宜。背无靠,置竖垫,灯草实之,则不下坠。旁无倚，置隐囊^①左右各一，不殊椅之有靠有环也。隐囊似枕而高，俗曰靠枕。《颜氏家训》^②曰："朝全盛时，贵游^③子弟，坐棋子方褥^④，凭班丝^⑤隐囊。"

【注释】

①隐囊：供人倚靠的暖囊。②《颜氏家训》：南北朝时北齐文学家颜之推的传世代表作，其内容涉及许多领域，强调教育体系应以儒学为核心，尤其注重对孩子的早期教育。③贵游：无官职的王公贵族。亦泛指显贵者。④棋子方褥：以棋格图案的罗绮制成的方形坐褥。⑤班丝：杂色丝的织成品。

【译文】

卧榻也可以用来坐着，盘腿跏趺坐最为适宜，后背没有靠的地方，做一个竖垫，用灯芯草填充，就没有下坠的麻烦。旁边没有倚靠，可以制作两个隐囊，就和有靠背有环绕的椅子没有差别了。隐囊像枕头一样高，俗称靠枕。《颜氏家训》中说："梁朝全盛时期，显贵者坐着棋子方褥，靠在班丝隐囊上。"

【原文】

环椅之上，有靠有倚，跌坐更适。但为地有限，不能容膝。另备小杌^①，与椅高低相等者，并于椅之前，上铺以褥，坐极宽平，冬月最宜。偶欲正坐，去杌甚便。

【注释】

①杌：椅子。

【译文】

环椅上面，有靠有倚，跌坐更为舒服，但是因为小，不能容下膝盖。另外准备小椅子，高低和环椅相同，并排着放在环椅的前面，上面铺上褥子，坐上去非常宽敞平坦，冬天最适宜。偶尔要端坐时，就把小椅子移走，也非常方便。

【原文】

有名醉翁椅者，斜坦背后之靠而加枕，放直左右之环而增长。坐时伸足，分置左右，首卧枕，背着斜坦处，虽坐似眠。偶倦时，可以就此少息。

【译文】

有一种椅子叫作"醉翁椅"，就是将椅子后背倾斜再加上枕头，将环椅左右环状的扶手拉直并且增长。坐着的时候伸开腿，分别放在左右，头放在枕头上，后背靠在倾斜的靠背上。虽然是坐着，但像是睡觉一样。偶尔疲惫的时候，可以坐在醉翁椅上休息。

【原文】

有名飞来椅者，卧榻上背靠也。木为匡，穿以藤，无面无足，如镜架式。其端圆似枕，可枕首。后有横杆架起，作高低数级，惟意所便，似与竖垫相类，用各有宜。

【译文】

有一种椅子叫作飞来椅，是卧榻上的靠背。用木头做框，用藤条编织，没有面也没有脚，样式如同镜架。它的上端圆形像是枕头，可以枕头。后面架起横杆，做成高低几级，按照自己的感觉控制高低，好像和竖垫相似，但各有各的用处。

【原文】

安置坐榻，如不着墙壁，风从后来，即为贼风①。制屏三扇，中高旁下，阔不过丈，围于榻后，名山字屏，放翁诗："虚斋山字屏"是也。可书座右铭或格言粘于上。

【注释】

①贼风：从孔隙透入的，不易察觉而可能致病的风。

【译文】

摆放坐榻的位置，如果不靠着墙壁，风容易从后面吹来，这种风就是贼风。制作三扇屏风，中间的一扇高，两边的两扇底，总宽度不超过一丈，围放在坐榻后面，叫作山字屏，这就是陆游诗中说的"虚斋山字屏"。可以在山字屏上写上座右铭或者贴上格言。

【原文】

李氏《一家言》有暖椅式，脚下四围镶板，中置炉火。非不温暖，但老年肾水本亏，肾恶燥，何堪终日熏灼？北地苦寒，日坐暖炕，亦只宜于北地。又有凉杌式，杌下锡作方池，以冷水注之，尤属稚气。

【译文】

《李氏一家言》中介绍了一种暖椅式，脚底下镶上板子，把火炉放置在中间。不是不温暖，但是老年人肾水本来就已经亏损，肾不喜欢燥热，又怎么受得了整天被火熏灼？北方天气寒冷，人们每天坐在暖炕上，这种方法只适合于北方。还有凉杌式，就是在凳子下面放上锡做的方池，里面注入冷水，这种做法太幼稚了。

杖

【原文】

杖曰扶老，既可步履借力，且使手足相顾，行不急躁。其长须高过于头一尺许，则出入门户，俾有窒碍，可以留心检点。虽似少便，《荀子》曰："便者，不便之便也。"古人制作，盖有深意在。

【译文】

杖又叫作扶老，既能够在走路的时候用来借力，又能相顾手足，走起路还不会很急躁。杖要高过头一尺，于是出门的时候可能会有障碍，要注意着点。虽然看起来不是很方便，《荀子》说："便者，不便之便也。"古人制作的扶老，有深刻的含义蕴含其中。

【原文】

《记·王制》曰："五十杖于家，六十杖于乡，七十杖于国，八十杖于朝。"礼所常用，用之可也，毋强作少壮，弃置弗问。

【译文】

《礼记·王制》中说："五十岁的时候在家里可以拄拐杖，六十岁的时候在乡里可以拄拐杖，七十岁的时候在国中可以拄拐杖，八十岁的时候在朝上可以拄拐杖。"礼仪规定如此，拄拐杖是可以的，老年人不要假装自己年轻力壮，就把拐杖放在一边不用。

【原文】

杖用竹，取其轻而易举，故扶杖必曰"扶邛"，亦曰"扶筇"。按：邛竹①，产蜀之邛州②，根有三岐为异。又节高如鹤膝者，出蜀之叙州③，为筇竹。竹类不一，质厚始坚，乃当于用。藤亦可为杖，产两广者佳。有谓藤不及竹，其质较重；有谓竹亦不及藤，年久则脆而易折。物无全用，大抵如是。

【注释】

①邛（qióng）竹：邛山所出的竹子。②邛州：今四川省邛崃县、大邑县、蒲江县。③叙州：辖境相当于今四川省宜宾、南溪、屏山等市县地。

【译文】

用竹子制作的拐杖，轻便易举，所以拄杖一定叫作"扶邛"，也叫作"扶筇"。按：邛竹，产于蜀地的邛州，根部分三叉的是佳品。还有竹节和鹤的膝盖一样高的，产于蜀地的徐州，叫作筇竹。竹子的种类有所不同，质地厚的才坚硬，可以选用。藤野可以做拐杖，两广出产的最好。有人说藤不如竹子好，质地太重；还有人说竹子不如藤好，使用久了容易脆化而折断。天下的事物没有十全十美的，大概是这样的吧。

【原文】

《周礼》①："伊耆氏②掌王之齿杖③。"谓赐老者杖也。《后汉书》④："民年七十授杖，其端以鸠鸟⑤为饰。"鸠者，不噎之鸟也。欲老人饮食不噎，即祝哽祝噎⑥之意。尝见旧铜鸠，朱翠斑斓，的是汉时杖头物，盖古以铜为之。窃意琢以玉，雕以香⑦，俱可，非定用铜也。杖之下，须以铜镶，方耐用，短则镶令长二三寸亦可，下必微锐，着地不滑。

【注释】

①《周礼》：儒家经典，西周时期著名政治家、思想家周公旦所著。②伊耆氏：周代官名。③齿杖：古代帝王授给老年人的手杖。④《后汉书》：我国南朝刘宋时期的历史学家范晔编撰，是一部记载东汉历史的传记体断代史。⑤鸠鸟：俗称红斑鸽、斑甲。⑥祝哽祝噎：古代帝王敬老、养老的表示，请年老致仕者饮酒吃饭，设置专人祷祝他们不哽不噎。祝，祷祝。哽、噎，食物堵住食道。⑦香：香木。

【译文】

《周礼》中记载："伊耆氏掌王之齿杖。"说的是帝王赐予老者手杖。《后汉书》中记载："民年七十授杖，拐杖的顶端用红斑鸠装饰。"鸠，吃食时不会噎着的鸟。装饰这种鸟的寓意是愿老年人饮食不噎着，就是祝愿老年人饮食顺畅。我曾经看到过装饰铜鸠的，色彩斑斓绚丽，确实是汉朝时候手杖上面的装饰物，因为是有时候用铜制作的。我认为用玉雕琢，或者用香木雕琢都是可以的，不一定非要用铜。拐杖的下面，一定镶上铜，这样才耐用，短的镶上两三寸就够了，拐杖下端必须锐利，这样着地才不会滑倒。

【原文】

近时多用短杖，非杖也。其长与腰齐，上施横杆四、五寸，以便手执，名曰拐。取梅柘①条，老而坚致、天然有歧出可执者为佳。少壮俱携以游山及行远道，颇借其力。若老年或散步旷野，或闲立庭除，偶一携之。然恒情②喜便易而厌委曲，往往用拐不用杖，制作之本意，恐渐就湮也。

【注释】

①柘(zhè)：落叶灌木或乔木，树皮有长刺，叶卵形，可以喂蚕，皮可以染黄色，木材质坚而致密，是贵重的木料。②恒情：常情。

【译文】

近来比较常用的是短杖，而不是手杖。长度齐腰，上端制作四五寸的横杆，便于手拿，叫作拐。取用梅树、柘树的枝条，年老坚硬、天然有分叉而便于手执的是最好的。年轻的时候也可以在游山和出远门的时候拿着，可以用来借力。如果是老年人，在旷野中散步或者在庭中闲站，偶尔带上也不错。然而，喜欢方便厌恶麻烦是人之常情，因此人们往往用拐而不用杖，制作杖的本意恐怕也要慢慢被遗忘了。

【原文】

杖头下可悬备用物，如阮修①以钱挂杖，所谓杖头钱是也。其式以铜圈钉于杖头下，相去约五六寸，物即缚于圈。有以小瓶插时花，为杖头瓶。《抱朴子》曰："杖悬葫芦，可贮丹药。"又《五岳图》②："入山可辟魑魅③。"

【注释】

①阮修(270—311)：字宣子，陈留尉氏人。好《易》《老》，善清言。②《五岳图》：即五岳真形图，道教符箓，据称为太上道君所传，有免灾致福之效。今河南登封县嵩山中岳庙内存有此图的碑刻。③魑魅(xiāo kuí)：山中鬼怪。

【译文】

拐杖的顶端可以悬挂上常用的物品，比如阮修用钱挂在拐杖上面，就是所谓的杖头钱。样式是在拐杖顶端大概四五寸的距离之下钉上铜圈，物品就系在铜图上。有人把画插在小瓶子里，作为杖头瓶。《抱朴子》中说："杖上悬挂葫芦，可以存放丹药。"又有《五岳图》说："进入山林可避除鬼怪邪气。"

【原文】

杖有铭，所以寓劝戒之意，古人恒有之。予尝自铭其竹杖曰："左之左之，毋争先；行去自到兮，某水某山。"所谓"左之"者，扶杖当用左手，则右脚先向前，杖与左脚随其后，步履方为稳顺，扶拐亦然。予近得邛竹杖，截为拐，根有三歧，去其一，天然便于手执，恰当邛竹之用，或不与削圆方竹同讥也。取《易·履卦》九二之爻辞镌于上曰："履道坦坦，幽人贞吉①。"

【注释】

①履道坦坦，幽人贞吉：像幽禁之人一样安闲而不生事端，而且能长久坚持下去不作改变，才会吉祥。

【译文】

手杖上刻有铭文，用来寓含劝诫之意，古人常会这样做。我曾经在自己的竹杖上写："左之左之，毋争先；行去自到兮，某水某山。""左之"的意思就是，挂拐杖要用左手，右脚要先向前迈步，拐杖和左脚随后迈出，这样步伐才稳顺，挂拐也是这样的。我最近得到一根邛竹杖，截成了拐，根部分为三叉，去掉其中的一个分叉，很自然地就能够用手拿着了，刚好发挥了邛竹的作用，也不会有削圆方竹的讥刺。选取《易经·履卦》九二爻的爻辞镌刻在杖上："履道坦坦，幽人贞吉。"

衣

【原文】

衣服有定制。邵子曰："为今人，当服今时之衣。"惟长短宽窄，期于适体，不妨任意制之，其厚薄酌乎天时。绵①与絮②所用各异，大抵初冬需薄绵，不如絮之薄而匀；严冬需厚絮，不如绵之厚而软。按《急就篇》③注曰："新者为绵，故者为絮。"今俗以茧丝为绵，木棉为絮。木棉，树也，出岭南，其絮名吉贝，江淮间皆草本，通谓之木棉者，以其为絮同耳。放翁诗："奇温吉贝裘"，东坡诗："江东贾客木棉裘。"盖不独皮衣为裘，絮衣亦可名裘也。

【注释】

①绵：蚕丝结成的片或团。②絮：棉花的纤维。③《急就篇》：西汉元帝时（前48—前33）黄门令史游作。中国古代教学童识字的字书。"急就"是很快可以学成的意思。

【译文】

衣服的制作是有一定规矩的。邵子说："现代人应该穿现代人的服饰。"只要长短宽窄符合自己的体形，穿着舒适，不如任意裁制衣服。随着天气的冷暖而选择衣服的薄厚，绵和絮有所不同，初冬时用薄绵制衣，不如用絮薄而均匀；寒冬时用厚絮制衣，不如用棉厚而且软。按《急就篇》注说："新产的是绵，久置的是絮。"现在通常都认为蚕丝是绵，木棉是絮。木棉是一种树，生长在岭南，它的絮叫作吉贝。江淮地区都是草本，叫作木棉，是因为作为棉絮是一样的。陆游诗中说："奇温吉贝裘。"苏轼的诗中说："江东贾客木棉裘。"大概裘不只是指皮衣，絮做的衣服也可以称之为裘。

【原文】

虞、夏、商、周，养老各异其衣，见诸《礼记》。要之，温暖适体则一也。如今制有口衣，出口外[1]服之，式同袍子，惟袖平少宽，前后不开胯，两旁约开五六寸，俗名之曰一箍[2]圆，老年御寒皮衣，此式最善。极寒时再办长套，表毛于外穿之。古人着裘，必以毛向外。裘之外加衣曰裼[3]。

【注释】

[1]口外：指包括内蒙古、河北北部的张家口承德大部分地区，乃至于新疆一带的长城以北地区，但不包括东北三省；东三省一般称为"关外"；其中"口"指的是长城的关口，如古北口、喜峰口等。[2]箍：紧紧套在东西外面的圈。[3]裼：古代加在裘外面的无袖衣。

【译文】

虞、夏、商、周的时代，奉养老人的衣服不尽相同，《礼记》中有这种说法。总之，温暖适体，是共同的要求。现在制作有口衣，在长城以北的地方穿着，款式如同袍子，只是袖子平整些，也宽一些，前后不开胯，两旁开大概五六寸，俗称作"一箍圆"。老年人御寒的皮衣，这样的款式是最好的。最冷的时候再准备一件长套子，表面有毛的一面穿在外面。古人穿着的裘皮衣，有毛的一面就是朝外穿的。加在裘皮衣外面的衣服叫作裼。

【原文】

皮衣毛表于外，当风则毛先受之，寒气不透里也。如密室静坐，无取此，且多着徒增其重。另置大袄，衬入一箍圆内，其长略相等，绸里绸面，上半厚装绵，下半薄装絮，四边缝联，则暖气不散，温厚同于狐貉[1]，而轻软过之。晋谢万[2]曰"御寒无复胜绵"者，洵非虚语，特非所论于当风耳。

【注释】

[1]狐貉：狐、貉的毛皮制成的皮衣。[2]谢万（320—361）：字万石，陈郡阳夏（今河南太康）人，晋朝名士。

【译文】

皮衣的毛在外面，有风的时候，有毛挡着，寒气不会侵入到衣服里面。如果在无风的密室中静坐，则不需要穿着，而且穿得太多会增加重量。另外置办一件棉袄，把一箍圆衬在里面，长度大概和一箍圆等长，里子和面子都用绸缎做，上半身装上厚厚的绵，下半身装上薄薄的絮，四边都缝合好，能够聚集暖气，暖和得就像是狐貉毛做成的衣服，而且更加轻软。晋代谢万说："御寒无复胜绵"者，这话不是随便说的，只不过这不是就挡风而言的。

【原文】

方春天气和暖，穿夹袄如常式。若衬入袍子内，制半截者，前后两幅，斜裁而倒合之，下阔上狭以就腰，联其半边，系以带如裙，亦似古人下裳①之意。欲长欲短，可随系带之高下。有作半截夏衫，联上截以纽扣。又有以纱葛作一箍圆。此皆应酬所需，不称老年之服。

【注释】

①下裳：古人下身所穿的裙子。

【译文】

正当春天的时候，天气刚刚暖和，穿上普通款式的夹袄。如果衬入到袍子里面，制成半截，前后两幅，斜着剪裁后倒合在一起，上面宽阔下面狭窄卡住腰部，联住其半边，像裙子一样系上带子，也像是古人的下裳。可以用带子调整长短，有的制作一种半截子的夏衫，用纽扣联上上半截，还有用纱葛布做一箍圆，这些都是应酬时才穿着的，并不适合老年人。

【原文】

隋制有名貉袖者，袖短身短，圉人①服之，盖即今之马褂，取马上便捷。家居之服，亦以便捷为宜。仿其裁制，胸前加短襟，袖少窄，长过肘三四寸，下边缝联，名曰紧身，随寒暖为加外之衣。夹与棉与皮必俱备，为常服之最适。

【注释】

①圉人：掌管养马放牧等事，此处指养马的人。

【译文】

隋朝有一种叫作貉袖的衣服，袖子和身长都很短，养马的人穿着，大概就是现在的"马褂"，在马上穿着很便捷。居家所穿的衣服，也最好是简单方便的。仿照貉袖的样式，胸前加上短襟，袖子稍稍短一点，长度长过胳膊肘三四寸，下边缝合好，这种衣服叫作紧身，随着天气的变化增加衣服。夹的、棉的、皮的都要有所准备，这些都是平时常穿的衣服。

【原文】

式如被幅①，无两袖，而总折其上以为领，俗名一口总，亦曰罗汉衣。天寒气肃时，出户披之，可御风，静坐亦可披以御寒。《世说》②："王恭③披鹤氅④行雪中。"今制盖本此，故又名氅衣，办皮者为当。

【注释】

①被（pī）幅：即披幅，披风。②《世说》：即《世说新语》，是一部主要记述魏晋人物言谈逸事的笔记小说，是由南朝刘宋宗室临川王刘义庆组织文人编写的。③王恭（？—398）：字

孝伯，小字阿宁，太原晋阳（今山西太原）人。东晋大臣。④鹤氅（chǎng）：用羽毛制成的裘，用作外套。氅，大衣、外套。

【译文】

样式像是披肩，没有袖子，把上面的部分折起来作为领子，俗称一口总，也叫作罗汉衣。天气寒冷萧条的季节，外出的时候可以披上，用来挡风，静坐的时候也能够披上抵御寒冷。《世说新语》中记载："王恭披鹤氅行雪中。"当下的这种衣服大概就是根据这个来制作的，所以又叫作氅衣，材质最好选择皮子。

【原文】

肺俞穴在背。《内经》曰："肺朝百脉，输精于皮毛。"不可失寒暖之节。今俗有所谓背搭，护其背也，即古之半臂①，为妇人服，江淮间谓之绰子，老年人可为乍寒乍暖之需。其式同而制小异，短及腰，前后俱整幅，以前整幅作襟，仍扣右肩下。衬襟须窄，仅使肋下可缀扣，则平匀不堆垛，乃适寒暖之宜。

【注释】

①半臂：短袖或无袖。

【译文】

肺俞穴在后背。《黄帝内经》中说："全身的经脉都汇聚在肺，然后再输送到全身的皮毛。"因此，背部更要注重寒暖变化。现在民间有背搭，起到保护后背的作用，也就是古人所说的半臂，是妇女所穿着的服饰，江淮一带称之为绰子，老年人可以在忽冷忽热的时节穿着。它的样式相同，只是裁制的方法稍有不同，长短到腰部，前后都是整幅的，前面整块做成襟，扣在右肩下。衬筋要窄一些，让肋下可以缀扣子就可以了，这样衣服平整不堆积，适合气候的冷暖变化。

【原文】

领衣①同半臂，所以缀领，布为之，则涩而不滑，领无上耸之嫌。纽扣仍在前两肋下，前后幅不用缉合，以带一头缝着后幅，一头缀纽，即扣合前幅，左右同，外加衣。欲脱时，但解扣，即可自衣内取出。

【注释】

①领衣：清代礼服例无衣领，另于袍上加以硬领，连接于硬领之下的前后两长片，叫作领衣，俗称牛舌头。周锡保《中国古代服饰史》第十四章第二节：冠与服之外，尚有冠上的花翎，朝服上的披领，颈间的硬领和领衣，挂的朝珠，腰间束的带及靴等。

【译文】

领衣就像是半臂一样，用来连缀衣领，用布做成，不会太过光滑而滑下来，领子也不会向上耸。纽扣还是在两肋下，前后两幅不用缝合，用带子的一头缝着后幅，一头缀上扣子，扣合住前幅，左右相同，外面加上衣服。想要脱掉的时候，解开扣子，就能够从衣服中取出。

【原文】

夏虽极热时，必着葛布①短半臂，以护其胸背。古有两当衫，谓当胸当背，亦此意。须多备数件，有汗即更。晚间亦可着以就寝，习惯不因增此遂热。冬夜入寝，毋脱小袄，恐易着冷。装绵薄则反侧为便，式如紧身，袖小加长而已。《左传》："衷其衵服，以戏于朝②。"注曰："衵音日，近身衣。"《说文》曰："日日所常服也。"即小袄之类。

【注释】

①葛布：葛的茎纤维所制成的织物叫葛布，俗称"夏布"，质地细薄。葛，植物名，多年生蔓草。②衷其衵服，以戏于朝：这两句出自《左传·宣公九年》。陈灵公、孔宁、仪行父同时与夏姬有私情，三个人贴身穿着夏姬的内衣，在朝廷上相互戏谑。衷，贴身穿着。衵，贴身的内衣。

【译文】

夏天天气很热时，也要穿着葛布做的短半袖，保护住胸背。古代有两当衫，可以保护前胸和后背，说的也正是这个意思。需要多准备几件，出汗了就更换。晚上也可以穿着睡觉，穿习惯了，就不会感觉热。冬天睡觉的时候，不要脱掉小袄，为的是避免着凉。穿着薄绵制作的衣服，翻身也不会觉得不方便。样式是紧身的，只是把袖子改小加长而已。《左传》中说："衷其衵服，以戏于朝。"注："衵的读音同日，指的是贴身内衣。"《说文解字》中说："天天都穿的衣服。"即属于小袄一类。

【原文】

衬衣亦曰汗衫①，单衣也。制同小袄，着体服之。衫以频浣取洁，必用杵捣。《升庵外集》②云："直春③曰捣。"今易作卧杵捣之，取其便也。既捣微浆④，候半干叠作小方，布裹其外，复用杵捣，使浆性和柔，则着体软滑。有生姜取汁浣衫者，疗风湿寒嗽诸疾。

【注释】

①汗衫：一种身上的薄单衣。②《升庵外集》：明杨慎撰。是焦竑搜集杨氏著作，加以校对订正编辑而成的。③春（chōng）：把东西放在石臼或乳钵里捣掉皮壳或捣碎。④浆：用粉浆或米汤等浸润纱、布、衣服等物。

【译文】

衬衣也叫作汗衫，是单衣。它样式如同小袄，贴身穿着。汗衫需要经常换洗，并且要用捣衣杵来洗。《升庵外集》中说："直春曰捣。"现在用卧杵来捣衣服，是因为它更加方便。捣完后稍稍浆一下，等到半干的时候叠成小方块，用布包裹在外面，再捣一次，让浆性变得柔和，穿在身上会柔软光滑。用生姜汁来洗汗衫，可以治疗风、湿、寒所引发的咳嗽等疾病。

帽

【原文】

《通典》①曰："上古衣毛冒皮。"则帽名之始也。阳气至头而极，宁少冷，毋过热。狐貂以制帽，寒甚方宜。若冬月常戴，恐遏抑阳气，未免眩晕为患。入春为阳气宣达之时，尤不可以皮帽暖之。《内经》谓"春夏养阳。"过暖则遏抑太甚，如遏抑而致汗，又嫌发泄矣，皆非养阳之道。帽顶红纬②，时制也，少为宜，多则嫌重。帽带或可省，老年惟取简便而已。

【注释】

①《通典》：唐杜佑撰，二百卷。是中国历史上第一部体例完备的政书。②纬：织布时用梭穿织的横纱，编织物的横线，与"经"相对。

【译文】

《通典》中说："上古的时候，人们戴着皮帽穿着用毛制作的衣服。"这是帽子的最早起源。阳气在头部聚集，所以宁可稍微冷一点，也不要太热。狐貂制成的帽子，寒冷异常的时候可以戴。如果一冬天经常戴着，恐怕就会抑制阳气，难免会头晕目眩。春天是阳气需要宣达的时候，更不能戴皮帽取暖。《黄帝内经》中说："春夏养阳。"太暖和反而会抑制阳气，如果抑制阳气导致出汗，又犯了发泄阳气的毛病，不是养阳的好方法。帽子顶上有一根红线，是比较流行的做法，但还是少用，多了会觉得帽子太沉重。帽子的带子可以省去，老年人戴着方便就行了。

【原文】

脑后为风门穴①，脊梁第三节为肺俞穴②，易于受风。办风兜如毡雨帽以遮护之。不必定用毡制，夹层绸制亦可。缀以带二，缚于额③下。或小钮作扣，并得密遮两耳。家常出入，微觉有风，即携以随身，兜于帽外。瞿佑④《诗话》云：元废宋故宫为寺，西僧皆戴红兜。盖亦用以障风者。

【注释】

①风门穴：属足太阳膀胱经的经穴，别名热府；又有左为风门，右为热府之说。②肺俞穴：肺俞穴为足太阳经背部的腧穴。"俞"同"输"，因其内应肺脏，是肺气转输、输注之处，为治疗肺脏疾病的重要腧穴，故名肺俞。③额：下巴。④瞿佑（1347—1433）：字宗吉，号存斋。钱塘（今浙江杭州）人，一说山阳（今江苏淮安）人，元末明初文学家。

【译文】

脑后是风门穴，脊柱第三节是肺俞穴，风寒容易入侵这两个穴位。制作一个毡雨帽来保护这两个穴位。不一定要用毡来制作，用夹层的绸缎来做也可以。缀两根带子，系在下巴下。或者用小纽扣扣上，将耳朵遮蔽严。平时家居出入，感觉有风的时候就随身携带，兜在帽子外面。瞿佑《诗话》中说：元朝废除了宋朝的宫殿改成了寺庙，西方的僧人戴着红兜。想来也是用于挡风的。

【原文】

《周礼·天官·掌皮》："共罴毛①为毡。"《唐书·黠戛斯传》②："诸下皆帽白毡。"《辽史》③："臣僚戴毡冠。"今山左④张秋镇所出毡帽，羊毛为之，即本于古。有质甚软者，乍戴亦似与首相习，初寒最宜，渐寒镶以皮边，极寒添以皮里。各制而酌用之。御冬之帽，殆无过此。

【注释】

①罴毛：鸟兽所生细密之毛。②《唐书·黠戛斯传》：即《新唐书·黠戛斯传》，记载唐代西北黠戛斯民族状况。③《辽史》：为元脱脱等人所撰之纪传体史书，中国历代官修正史"二十四史"之一。④山左：山东省旧时的别称。山，指太行山。

【译文】

《周礼·天官·掌皮》中记载："把鸟兽身上的细毛做成毡子。"《唐书·黠戛斯传》中记载："诸位部下都戴着白色的毡帽。"《辽史》中记载："大臣官僚都戴着毡帽。"现在山东省张秋镇出产的毡帽，是羊毛做的，就是依照古代的毡帽而制。有质地非常软的毡帽，刚戴觉得很舒适，天气刚刚冷的时候最合适戴，等天气再冷一些时，可以镶上皮边，特别寒冷的时候，就添上皮里，斟酌着采用各种方法。抵御冬寒的帽子，大概也就是这几种。

【原文】

幅巾①能障风，亦能御寒。裁制之式，上圆称首，前齐眉贴额，额左右有带，系于脑后，其长覆及其肩背。巾上更戴皮帽亦可。又有截幅巾之半，缀于帽边上，似较简便。唐《舆服制》有所谓帷帽②，此仿佛似之。《后汉书》云："时人以幅巾为雅，用全幅皂而向后，不更着冠，但幅巾束首而已。"按：全幅不裁制，今俗妇人用之，古以为雅，今异宜也。

【注释】

①幅巾：是指用一块帛巾束首，一种表示儒雅的装束。②帷帽：原属胡装，据说昭君出塞戴帷帽，亦名昭君帽。

【译文】

幅巾能够挡风，也能够御寒。裁制出的样式是这样的，上面是圆的，与头相称，前面长度齐眉，额头左右有带子，系在脑后，长度能够覆盖到肩背部位。幅巾外面也能够戴上皮帽。还有截掉幅巾的一半，缀在帽子下面，似乎比较简便。唐《舆服制》中记载的帷帽，和这个相仿。《后汉书》中说："当时的人们觉得戴幅巾非常儒雅，用全幅的黑色头巾向后，不再戴帽子，只用幅巾包住头而已。"按：不裁制的整个幅巾，现在是世俗妇人戴的，古时候人们觉得儒雅，但现在已经不这样认为了。

【原文】

乍凉时需夹层小帽，亦必有边者。边须软，令随手可折，则或高或下，方能称意。又有无边小帽，按：《蜀志》①："王衍②晚年，俗竟为小帽，仅覆其顶，俯首即坠，谓之危脑帽，衍以为不祥，禁之。"今小帽无边者，盖亦类是。

【注释】

①《蜀志》：指《华阳国志·蜀志》。《华阳国志》，又名《华阳国记》，是一部专门记述古代中国西南地区地方历史、地理、人物等的地方志著作，由东晋常璩撰写。②王衍（256—311）：字夷甫，西晋大臣，琅玡临沂（今山东临沂北）人。著名的清谈家，魏晋名士。

【译文】

天气突然转凉时需要戴上夹层小帽，而且必须有边。边要柔软一些，能够随手折叠，折高一点折低一点都可以，这样才舒适称意。又有一种没有边的小帽子，按：《蜀志》里面的记载："王衍晚年的时候，市井间争相制作小帽，这种帽子只能够盖住头顶，低头的时候就会掉下来，叫作危脑帽，王衍觉得不吉利，就禁止人们戴这种帽子。"现在这种没边檐的小帽，也是这样的。

【原文】

梁有空顶帽，隋有半头帻①。今儿童帽箍，大抵似之。虚其顶以达阳气，式最善。每见老年，仿其式以作睡帽，窃意春秋时家常戴之，美观不足，适意有余。

【注释】

①帻：古代的头巾。

【译文】

梁代有空顶帽，隋朝有半头帻。现在儿童的帽箍，差不多都是一样的。头顶部是中空的，可以宣达阳气，这种样式最好。经常会见到老年人仿照这个样式来制作睡帽，我觉得春秋时在家里戴，虽然不是很美观，但是非常舒适。

带

【原文】

带之设，所以约束其服，有宽有狭，饰以金银犀玉，不一其制，老年但取服不散漫而已。用径寸大圈，玉与铜俱可，以皂色①绌半幅，一头缝住圈上，围于腰；一头穿入圈内，宽紧任意勒之，即将带头压定腰旁，既无结束之劳，又得解脱之便。

有用钩子联络者，不劳结束，似亦甚便，《吴书》②所谓钩络带类是；但腰间宽紧，惟意所适，有时而异。钩子虽可作宽紧两三层，终难恰当，未为适意之用。

古人轻裘缓带，缓者宽也。若紧紧束缚，未免腰间拘板。少壮整饬[3]仪容，必紧束垂绅，方为合度。老年家居，宜缓其带，则营卫流行，胸膈兼能舒畅。《南华经》曰："忘腰带之适也。"又放翁诗云："宽腰午饷余。"

或制腰束以代带，广约四五寸，作夹层者二，缉其下缝，开其上口，并可代囊。围于服外，密缀钮扣，以约束之。《记·玉藻》曰："大夫大带四寸。"注："谓广之度也。"然则古有带广四寸者。腰束如之，似亦可称大带。

【注释】

①皂色：黑色。②《吴书》：史书《三国志》分部，《三国志》全书六十五卷，《魏书》三十卷，《蜀书》十五卷，《吴书》二十卷。③整饬：整齐，有条理。

【译文】

带子主要是为了约束住衣服而设置的，宽窄不一，装饰有金银、犀角、美玉，制作方法有所不同，老年人只要让衣服不松散就可以了。用直径为一寸的大圈，玉制的和铜制的都可以，用半幅黑色的绸缎，一头缝在圈上，围在腰间；一头穿入圈内，松紧随意调整。勒好之后，把带子的头压在腰旁，既没有系的麻烦，又能够轻易地脱下来。

用钩子把两边系起来的，就不用系带子，似乎非常方便，就像是《吴书》中所说的钩络带；但是腰间的松紧应该随意调节，有时候需要不尽相同。钩子虽然可以做成两三层，但总的来说还是难以非常适合，使用起来不是很适宜。

古人穿衣轻便，系带宽松。如果腰带紧紧地束缚，腰间难免会觉得拘谨难受。年轻人整理妆容，一定会紧紧地束缚住衣服，这样才显得有礼数有规范。老年人居家，束带要宽松，这样才能让营卫流通，胸膈也会觉得舒畅。《南华经》中说："舒适得忘记了还系着腰带。"还有陆游的诗句："宽腰午饷余。"

有的人用腰束来代替腰带，宽大概有四五寸，制作两个夹层，把下面的口缝上，上面的口开着，这样还可以当作口袋来用。围在衣服外面，密密地缝上纽扣，用来束衣服。《礼记·玉藻》中说："大夫大带四寸。"注："这里指宽度。"那么古代有4寸宽的腰带。腰带按照这个标准来做，似乎可以称得上是大带了。

【原文】

带可结佩。古人佩觽佩砺，咸资于用。老年无须此，可佩小囊，或要事善忘，书而纳于中，以备省览；再则剔齿签与取耳具，一时欲用，等于急需，亦必囊贮；更擦手有巾，用绨及用绸用皮，随时异宜，俱佩于带。老年一物不周，遂觉不适，故小节亦必加详。

【译文】

带子可以装饰一些配饰。古人佩戴觽和砺，都是为了方便使用。老年人没有必要这样，可以佩戴一个小口袋，将容易忘记的事情写在一张纸上放入其中，随时可以拿出来看；还有牙签盒挖耳勺，一时想用，是很着急的事情，也可以放入这个小袋中；还有擦手的毛巾，有用绵或绸或皮制作，随着时间的不同而更换，都装入小袋中。只要有一件东西没有准备齐全，老年人就会觉得不周全，所以小细节也要格外注意。

袜

【原文】

袜以细针密行，则絮坚实，虽平匀观美，适足未也。须绸里布面，夹层制就，翻入或绵或絮，方为和软适足。又乐天诗云："老遣宽裁袜。"盖不特脱着取便，宽则倍加温暖耳。其长宜过膝寸许，使膝有盖护，可不另办护膝。护膝亦曰蔽膝。《内经》曰："膝者筋之府。"不可着冷，以致筋挛筋转之患。

绒袜颇暖，出陕西者佳。择其质极软滑者，但大小未必恰当，岂能与足帖然？且上口薄，不足护其膝，初冬可着。或购宽大者，缉以皮里，则能增其暖，膝亦可护。

【译文】

袜子用细线密密地缝制，絮就会很结实，虽然外观上均匀美观，但是未必穿着舒适。需要里面用绸缎，外面用棉布，做成有夹层，翻入夹层在里面装上棉絮，才能够软和舒适。白居易的诗中说："老遣宽裁袜。"就是因为宽松的袜子方便穿脱，而且宽松的袜子保暖性能好。袜子的长度最好是能够过膝盖一寸，护住膝盖，这样就不用单独准备护膝了。护膝也叫作蔽膝。《黄帝内经》中说："膝是筋之府。"不能够着凉，否则会出现抽筋的疾病。

绒袜很暖和，陕西出产的最好。质地柔软顺滑的，大小不一定合适，又怎么和脚贴合呢？袜子的上口很薄，不能够保护好膝盖，初冬的时候可以穿着。或者买宽大一些的袜子，缝上皮里，可以增加保暖性，并且保护住膝盖。

【原文】

有连裤袜，于裤脚下照袜式裁制，絮薄装之，既着外仍加袜，不特暖胜于常，袜以内亦无裤脚堆折之弊。

【译文】

还有一种连裤袜，裤子底下按照袜子的样式相连，把棉絮装在里面。可以在外面再加上一层袜子，比平常要暖和很多，而且也不会出现裤脚堆折的现象。

【原文】

《内经》曰："阴脉集于足下，而聚于足心。"谓经脉之行，三阴[①]皆起于足。所以盛夏即穿厚袜，亦非热不可耐，此其验也。故两足四时宜暖。《云笈七签》有"秋宜冻足"之说，不解何义。至夏穿絮袜，自必作热，用麻片搯熟，实之即妥，不必他求也。或天气烦热，单与夹袜，俱可暂穿。按：袜制见商代，曰角袜，两幅相承，中心系带，今穿单夹袜亦需带系乃不下坠。老年只于袜口后，缀一小钮以扣之，可免束缚之痕。

【注释】

①三阴：经络分类名，即手足太阴、少阴、厥阴经脉的总称。

【译文】

《黄帝内经》中说："阴脉集于足下，而聚于足心。"从中医脉络走向来看，三阴都是从脚部开始的。所以，就算是夏天穿着厚袜子，也不会觉得很热，这就是"阴脉集于足下，而聚于足心"的验证。所以，一年四季无论何时，都应该注重脚部的保暖。《云笈七签》中有"秋宜冻足"之说，不知道这是什么意思。至于夏天穿着棉絮的袜子，一定会觉得有些热，可以用麻片捶透，放在袜子中，不用再想其他的方法。如果天气特别热，单袜和夹袜都可以暂时穿着。按：袜子的形制最早在商代，叫作角袜，两块布在一起，中间系上带子，今天穿着单袜、夹袜，也需要系上带子，不然袜子会下坠。老年人只需在袜口后面，缀上一个小小的纽扣，就能避免袜子太紧而造成勒痕。

【原文】

袜内将木瓜①曝研，和絮装入，治腿转筋。再则袜底先铺薄絮，以花椒、肉桂研末渗入，然后缉就，乍寒时即穿之，可预杜冻疮作患。或用樟脑，可治脚气。陶弘景②曰："腿患转筋时，但呼木瓜名，及书土作'木瓜'字皆验。"此类乎祝由③，存其说可耳。

【注释】

①木瓜：此处指皱皮木瓜，又名贴梗海棠、贴梗木瓜、川木瓜等。②陶弘景（456—536）：字通明，号华阳隐士，丹阳秣陵（现江苏南京）人。中国南朝齐、梁时期的道教思想家、医药家、炼丹家、文学家。③祝由：古代用祝说病由的迷信方法以治疗疾病者叫作祝由。祝说，就是装出一副能通鬼神之事的模样，祝祷鬼神消灾免难，解除病人的疾病痛苦。

【译文】

将袜子里面放入木瓜研磨成的沫，混着棉絮一同装进去，可以治疗腿部肌肉痉挛。还可以在袜底铺上一层薄絮，将花椒、肉桂研成粉末放入，缝好天气突然转凉的时候就可以立即穿着，可以预防冻疮的发作。或者在袜子中装入樟脑，可以治疗脚气。陶弘景说："腿抽筋的时候，可以呼叫木瓜的名字，并且在纸上或地上写'木瓜'两个字，就能够治疗抽筋。"这种情况就像祝寿符咒的方术，保留这种说法就可以了。

【原文】

袜外加套，上及于股，所谓套裤。本属马上所用，取其下体紧密。家居办此，亦颇适于体。可单可夹，可绵可皮，随天时之寒暖，作套外之加减。

袜以内更衬单袜,其长必与加外袜等,半截者不堪用。冬月有以羊毛捻线编就,铺中现成售者,亦颇称足,而暖如穿皮。里袜则无藉此。

【译文】

袜子外面加上套子,上面到大腿部位,叫作套裤。本来是骑马的时候用的,因为它下身紧密。居家的时候置办这种套裤,也非常适合身体。可以是单层的,也可以做成有夹层的,可以是棉质的,也可以是皮制的,随着天气的冷暖而增减。

袜子的里面再衬上一层单袜,长度必须和外面的袜子相同,不能用半截长度的。冬天用羊毛线来编织,店铺中出售的,也非常合脚,而且暖和得像穿了皮袜一样,就不用在里面穿着袜子了。

鞋

【原文】

鞋即履也,舄①也。《古今注》曰:"以木置履底,干腊②不畏泥湿。"《辍耕录》③曰:"舄本鹊字,舄象取诸鹊,欲人行步知方也,今通谓之鞋。"鞋之适足,全系乎底,底必平坦,少弯即碍趾,鞋面则任意为之。乐天尝作飞云履,黑绫为质,素纱传云朵,亦创制也。

用毡制底最佳,暑月仍可着,热不到脚底也。铺中所售布底及纸底,俱嫌坚实。家制布底亦佳。制法:底之向外一层,薄铺絮,再加布包,然后针缉④,则着地和软,且步不作声,极为称足。

底太薄,易透湿气,然薄犹可取。晴燥时穿之,颇轻软。若太厚,则坚重不堪穿。唐释清珙⑤诗所谓"老年脚力不胜鞋"也。底之下,有用皮托者,皮质滑,以大枣肉擦之,即涩滞,总不若不用尤妥。

《事物纪原》⑥曰:"草谓之屦,皮谓之履。"今外洋哈剌八,有底面纯么皮制,内地亦多售者,式颇雅,黄梅时潮湿,即居常可穿,非雨具也。然质性坚重,老年非宜。

鞋取宽紧恰当。惟行远道,紧则便而捷。老年家居宜宽,使足与鞋相忘,方能稳适。《南华经》所谓"忘足,履之适"也。古有履用带者,宽则不妨带系之。按:元《舆服制》:"履有二带。"带即所以缩履者。

【注释】

①舄(xì):鞋。②干腊:干燥不潮湿。③《辍耕录》:一名《南村辍耕录》,三十卷。是有关元朝史事的札记。元末明初人陶宗仪著。④缉:一种缝纫方法,一针对一针地缝。⑤释清珙:石屋清珙禅师(1272—1352),元代高僧,临济宗第十九世禅师。俗姓温,字石屋。江苏常熟人。⑥《事物纪原》:是宋代高承编撰的一部书,专记事物原始之属。

【译文】

鞋就是履、舄的意思。《古今注》中说:"将木头放在鞋底,鞋就干燥不会潮湿。"《辍耕录》中说:"舄本来是鹊,舄的形状取之于鹊,意在让人知道走路的礼法,今天都称作鞋。"鞋舒服不舒服,全在于鞋底,鞋底必须平坦,哪怕有一点弯曲都会妨碍脚趾,鞋面随便怎样都可以。白居易尝试着制作飞云履,质地为黑色的绫子,白色的纱做成云朵,也是一种首创。

用毡子做鞋底是最好的,夏天还可以穿,不会让鞋底感觉热。店铺中出售的布鞋底和纱鞋底,都太坚实了。家里自己做的布鞋底是最好的。制作方法是:鞋底向外的最后一层,薄薄地铺上一层棉絮,再加上一个布包,然后用针线缝好。这样的鞋垫走在路上很软和,而且没有声音,能让脚非常舒服。

鞋底太薄,容易产生湿气,但是鞋底薄也有好处。晴朗干燥的时候穿,会感觉很轻软。如果太厚,穿起来就太沉。就像唐代释清珙的诗中所说"老年脚力不胜鞋"。鞋底下面,有用皮子托住的,皮质光滑,用大枣肉擦拭,就会显得涩滞,但总是不如不用妥当。

《事物纪原》中说:"用草做的鞋子叫作屦,用皮做的鞋子叫作履。"现在外国的哈剌八,鞋面有纯皮制成的,国内也有很多卖的,样式非常好看,黄梅时节气候潮湿,居家的时候可以穿,但是不是雨具。然而质地坚硬,不适合老年人穿。

鞋子的松紧要适当。只有走是远路的时候,紧一点的鞋子才方便快捷。老年人在家时适合穿宽松的鞋子,感觉不到脚上穿着鞋子,才舒适。就像《南华经》中说的"忘足,履之适"。古代有系带子的鞋,鞋太宽松可以系上带子。按:元代《舆服制》中说:"履有二带。"带子就是用来系鞋子的。

【原文】

冬月足冷,勿火烘,脱鞋跌坐,为暖足第一法。绵鞋亦当办,其式:鞋口上添两耳,可盖足面。又式:如半截靴,皮为里,愈宽大愈暖,鞋面以上不缝联,小钮作扣,则脱着便。

【译文】

冬天脚冷,不要用火烘烤,脱掉鞋子跌坐,是暖脚的好办法。也要置办棉鞋,做成在鞋口处添置两个鞋耳的样式,可以盖住脚面。也有半截靴,里子是皮质的,越宽大越暖和,鞋面上面不缝,用小钮扣做扣子,方便穿脱。

【原文】

陈桥草编凉鞋,质甚轻,但底薄而松,湿气易透,暑天可暂着。有棕结者,棕性不受湿,梅雨天最宜。黄山谷诗云:"桐帽棕鞋称老夫。"又张安国诗云:"编棕织蒲绳作底,轻凉坚密稳称趾。"俱实录也。

【译文】

陈桥草编织的凉鞋,质地很轻,但是鞋底太薄而松,湿气容易渗透进去,夏天可以暂时穿着。有用棕绳结成的凉鞋,棕性不容易受潮,梅雨天穿最好不过。黄庭坚有诗说:"桐帽棕鞋称老夫。"另外,张安国有诗说:"编棕织蒲绳作底,轻凉坚密稳称趾。"这些都是实在的记录。

【原文】

制鞋有纯用绵者，绵捻为条，染以色，面底俱以绵编，式以粗俗，然和软而暖，胜于他制，卧室中穿之最宜，趺坐亦稳帖，东坡诗所谓"便于盘坐作跏趺"也。又《本草》曰："以糯稻①秆藉靴鞋，暖足，去寒湿气。"

【注释】

①糯稻：一年生草本植物，是稻的黏性变种，其果平滑，粒饱满，稍圆，脱壳后称糯米，又名江米。

【译文】

鞋子有全部用棉的，把棉捻成条状，染上颜色，鞋底也用棉来编，款式可能会比较粗俗，但是很柔暖也很软和，比其他材质做得要好，在卧室中穿非常好，盘腿坐着也觉得很稳当，就像苏轼诗中说的"便于盘坐作跏趺"。《本草纲目》中记载："用糯稻秆编制的鞋子，可暖足，还能去湿气。"

【原文】

暑天方出浴，两足尚余湿气，或办拖鞋，其式有两旁无后跟，鞋尖亦留空隙以通气。着少顷，即宜单袜裹足，毋令太凉。

【译文】

夏天刚刚洗完澡，两只脚还有湿气，可以准备拖鞋，拖鞋的样式是有两边没有后跟，鞋尖留有空隙以通气。穿一会儿，就要用单层的袜子裹住脚，避免着凉。

杂器

【原文】

眼镜为老年必需。《蕉庵漫录》曰：其制前明中叶传自西洋，名叆叇①。中微凸，为老花镜。玻璃损目，须用晶者。光分远近，看书作字，各有其宜，以凸之高下别之。晶亦不一，晴明时取茶晶、墨晶，阴雨及灯下，取水晶、银晶。若壮年即用以养目，目光至老不减。中凹者为近视镜。

【注释】

①叆叇（ài dài）：眼镜。

【译文】

眼镜是老年人的必需品。《蕉庵漫录》中说：眼镜的制作方法是明朝中叶从西洋传来的，名字叫作叆叇。镜片中间微微凸起，是老花镜。玻璃会伤害眼睛，要选用水晶材质的。光有远近之分，看书写字，各有所宜，以镜片的突出程度来区分。水晶也不尽相同，天气晴朗的时候，就佩戴茶晶、墨晶，阴雨天和在灯光下，就佩戴水晶、银晶。年轻人可以用来保养眼睛，视力到了老年也不会衰退。中间凹进去的是近视镜。

【原文】

骨节作酸，有按摩之具曰太平车。或玉石，或檀木，琢为珠，大径寸而匾①如算盘珠式，可五可六，钻小孔贯以铁条，折条两头合之，连以短柄，使手可执。酸痛处，令人执柄挼捼②，珠动如车轮，故曰太平车。闻喇嘛治病，有推拿法，此亦其具也。

【注释】

①匾：同扁。②挼捼（ruó nà）：按揉。

【译文】

关节酸痛，有按摩器具太平车。用玉石，或檀木，雕琢成珠子大小，直径一寸，形状扁圆，像算盘珠子一样，五个或者六个，钻上小孔，用铁条连起来，把两端合起来并拢，连接一个短的手柄，让手能拿着。在酸痛处，让别人拿着按揉，珠子像车轮一样滚动，所以叫作太平车。听说喇嘛治病，有推拿法，这也是他们所使用的工具。

【原文】

搥背以手，轻重不能调，制小囊，絮实之，如莲房①，凡二，缀以柄，微弯，似莲房带柄者，令人执而搥之，轻软称意，名美人拳。或自己手执，反肘可搥，亦便。

【注释】

①莲房：荷花的莲蓬。

【译文】

用手捶背，轻重不能调节。制作小囊，填充上棉絮，像莲房一样，制作两个，安上手柄，手柄微微弯曲，像是带柄的莲房，让人拿着给自己捶，轻软舒服，叫作美人拳。或者自己拿着，反着胳膊肘捶，也很方便。

【原文】

隐背，俗名搔背爬，唐李泌取松樛枝作隐背是也。制以象牙或犀角，雕作小兜扇式，边薄如爪，柄长尺余。凡手不能到，持此搔之，最为快意。有以穿山甲制者，可搔癣疥①，能解毒。

【注释】

①癣疥：皮肤表面的疾病。

【译文】

隐背，又叫搔背爬，唐代李泌用向下弯曲的树枝做的就是隐背。用象牙或者犀角，雕制成小兜扇的形状，边缘薄薄的橡爪子一样，手柄有一尺长。凡是手不能达到的地方，用它来搔痒，很是畅快。还有用穿山甲制作的，可以搔癣疥，还有解毒的作用。

【原文】

《西京杂记》①："广川王发魏襄王冢，得玉唾壶。"此唾壶之始也。今家常或瓷或锡，可以多备，随处陈设。至寝时，枕旁尤要。偶尔欲唾，非此不可。有谓远唾不如近唾，近唾不如不唾，此养生家之说。《黄氏日抄》②曰："鬼畏唾。"愚谓唾非可畏，盖人之阳气，唾必着力发泄之，阳气所薄，故畏耳。或有此理。养生贵乎不唾，正恐发泄阳气也。

【注释】

①《西京杂记》：中国古代笔记小说集。西京指的是西汉的首都长安。②《黄氏日抄》：此书又名《东发日抄》，作者是南宋黄震。此书是程朱理学思想体系中一部比较有特色的著作，学术价值很高。

【译文】

《西京杂记》中记载："广川王曾经在魏襄王的陵墓中发现了一个玉制的唾壶。"这个唾壶就是迄今为止发现最早的唾壶了。如今家里常见的唾壶是瓷或者锡制作的，可以多准备几个，随处摆放。到了睡觉的时候，枕头旁边需要摆上一个。偶尔想要吐痰的时候，可以用到。有人说唾得远不如唾得近，唾得近不如不唾，这是养生学家的说法。《黄氏日抄》中说："鬼神害怕唾液。"我认为不是唾液可怕，而是人的阳气，会随着唾时的用力而外泄，阳气逼迫，因而鬼神畏惧。或许有这种道理。养生重视不唾唾液，正是因为担心阳气外泄。

【原文】

冬寒频以炉火烘手，必致十指燥裂。须银制暖手，大如鹅卵，质极薄，开小孔，注水令满，螺旋式为盖，使不渗漏。投滚水内，有顷取出暖手，不离袖则暖可永日。又有玉琢如卵，手握得暖气，即温和不断。

【译文】

寒冷的冬天，如果总是用炉火暖手，会导致十指燥裂。要用银制品暖手，大小如鹅卵，质地轻薄，开一个小孔，注满水，用旋转的盖子盖上，密封严实不让水渗漏出来。放在滚烫的水中，过一会儿之后就拿出来暖手，不拿出袖子可以暖和一天。又有把玉雕琢得如同卵石，用手握住，终日暖和不会间断。

【原文】

暑天室有热气，非风不驱。办风轮如纺车式，高倍之，中有转轴，四面插木板扇五六片，令人举柄摇动，满室风生，顿除热气，特不可以身当之耳。《三才图会》谓军器中有用此置地窖内扇扬石灰者。

【译文】

夏天室内有热气，只有风能够驱散。做个像风轮一样的纺车，高度增加一倍，中间有转轴，将五六片木板扇插入其中，让人举着柄摇动，整个屋子里都会有风，热气顿时就去除了，只是不能对着身子吹。《三才图会》中说军队里把风轮放在地窖内用来扇石灰。

【原文】

冬用暖锅，杂置食物为最便，世俗恒有之。但中间必分四五格，使诸物各得其味。或锡制碗，以铜架架起，下设小碟，盛烧酒燃火暖之。

深夜偶索汤饮，猝不能办，预备暖壶，制以锡，外作布囊，厚装絮以囊之，纳诸木桶中，暖可竟夜。《博古图》①有温酥壶，如胆瓶式，入滚水内化酥者。古用铜，今或用锡。借为暖汤之备，亦顷刻可俟。按：《颐生录》②曰："凡器铜作盖者，气蒸为滴，食之发疮。"则铜不如用锡，用锡更不如用瓷。

【注释】

①《博古图》：全称《宣和博古图》，中国宋代金石学著作。旧题为王黼等奉宋徽宗敕编纂，一说王楚纂。②《颐生录》：全称《混俗颐生录》，宋代刘词撰。共二卷，凡十篇。全书分述饮食、饮酒、患劳、患风、户内、禁忌及春夏秋冬四时等方面的养生原则与方法。

【译文】

冬天用暖锅，杂放食物是最方便不过的，民间经常有。但是中间必须分隔成四五个格子，让每件物品都保持自己的味道。或者用锡做成碗，用铜架子架起来，下面放上小碟子，盛上烧酒，点上火加热。

夜深之时有时候会想喝热饮，一时间难以办到，准备一个锡制的暖壶，外面套上布囊，布囊里面装上厚厚的棉絮，放到木桶里，可以保暖一晚上。《博古图》中记载有"温酥壶"，像胆瓶的样式，放入滚烫的热水中，能够化开酥油。古代人用铜，现在也有用锡的。用来暖汤，一会儿就让汤暖和了。《颐生录》中说："凡是用铜作为器皿盖子的，水蒸气化作水滴，喝了之后容易生疮。"锡比铜好，瓷比锡好。

【原文】

棕拂子，以棕榈树叶擘作细丝，下连叶柄，即可手执。夏月把玩，以逐蚊蚋，兼有清香，转觉雅于麈尾①。少陵有诗云："不堪代白羽，有足驱苍蝇。"山野销夏②之具，亦不可少此。

【注释】

①麈尾（zhǔ wěi）：古人闲谈时执以驱虫、掸尘的一种工具。后古人清谈时必执麈尾，相沿成习，为名流雅器，不谈时，亦常执于手。清谈时挥麈尾代表思想界领袖的地位，是玄学名士追求风神的表现。②销夏：消除、摆脱夏天的炎热，避暑。

【译文】

棕拂子，用棕榈树的叶子撕成细丝，下面连上手柄，就可以用手拿着了。夏天拿着用来驱赶蚊虫，还能散发清香，反而觉得比麈尾更加雅致。杜甫诗中说："不堪代白羽，有足驱苍蝇。"在山野中避暑，也少不了它。

卷四

卧房

【原文】

室在旁曰房。《相宅经》①曰："室中央为《洛书》②五黄，乃九宫③尊位，不敢当尊，故卧须旁室。"老年宜于东偏生气之方，独房独卧，静则神安也。沈佺期④诗云："了然究诸品，弥觉静者安。"房以内，除设床之所，能容一几一榻足矣。房以外，令人伺候，亦择老年者，不耽酣睡，闻呼即应乃妥。

【注释】

①《相宅经》：我国古代风水著作。作者不详。②《洛书》：古称龟书，传说有神龟出于洛水，其甲壳上有此图像。③九宫：九宫是将天宫以井字划分乾宫、坎宫、艮宫、震宫、中宫、巽宫、离宫、坤宫、兑宫，在晚间从地上观天的七曜与星宿移动，可知方向及季节等信息。④沈佺期（约656—714）：字云卿，相州内黄人。善属文，尤长七言之作。

【译文】

正室旁边的房间叫作房。《相宅经》中说："室中间是《洛书》中五黄的位置，是九宫的尊位，不敢位于尊位，所以卧室要在旁边。"老年人的卧室最好是位于东方，东方为万物之气生发，阳气盛，独房独卧，能够安静地调养心神。沈佺期在诗中说："了然究诸品，弥觉静者安。"房间内，除了摆设一张床以外，再有空间放上一张桌子、一把椅子就可以了。卧房外面，要让专人来照看伺候，这个人最好也是老年人，老年人不会嗜睡，可以随叫随应。

【原文】

《易》言："君子洗心，以退藏于密①。"卧房为退藏之地，不可不密，冬月尤当加意。若窗若门，务使勿通风隙，窗阖处必有缝，纸密糊之。《青田秘记》曰："卧房窗取偶，门取奇，合阴阳也。"故房门宜单扇，极窄，仅容一身出入，更悬毡幕，以隔内处。按《造门经》："门之高低阔狭，随房大小方向，另制尺量之。"妄断祸福，此假阴阳而神其说，可勿泥。

【注释】

①君子洗心，以退藏于密：语出《周易·系辞上》："圣人以此洗心，退藏于密。""洗心"意为涤除心中杂念，后喻指悔过自新。整句话的意思就是说，圣人因之澄清内心疑虑烦忧，继而深藏不露。

【译文】

《周易》中说："君子洗心，以退藏于密。"卧室是退藏的地方，必须保证密封性，冬天更要注意这一点。窗户和门，一定要保持密封，不要让风透进来，窗户和门会有些缝隙，不妨用纸糊起来。《青田秘记》中说："卧房的窗户要是偶数的，门是奇数的，这样符合阴阳。"所以，卧室的门应该是单扇的，窄窄的，仅仅容纳一个人出入，还要悬挂厚实的毛毡门帘，隔离内外。《造门经》中说："门的高低宽窄应该按照房间的大小方向而定，并且要用尺子测量。"这是胡乱地判断福祸，假借阴阳之说让人听着神秘，因此不用拘泥这种说法。

【原文】

卧房暗则能敛神聚气，此亦阴阳家之说。《易·随卦》之《象》辞曰："君子以向晦[①]入宴息[②]。"卧房必向晦而后人，本无取乎垲[③]爽[④]。但老年人有时起居卧房，暗则又非白昼所宜，但勿宽大，宁取垲爽者？或窗外加帘，酌明暗而上下之也可。

【注释】

①向晦：傍晚，天将黑。②宴息：休息。③垲（kǎi）：地势高而干燥。④爽：明亮。

【译文】

房间暗能够敛神聚气，这是阴阳家的说法。《易经·随卦》之《象》辞中说："君子要顺应天时作息，天黑了就休息。"卧室一定要在傍晚时进去，本来没必要选取干燥明亮的地方。但是，老年人卧寝之时难免起居，过于昏暗不适宜，所以适宜选择干燥明亮的地方，但是不用太宽广，取地势高而干燥之处，可以装上窗帘，通过调节窗帘来调节室内的明暗程度。

【原文】

房开北牖，疏棂作窗，夏为宜，冬则否，窗内须另制推板[①]一层以塞之。《诗·豳风》云："塞向墐[②]户[③]。"注曰："向，北出牖也。"北为阴，阴为寒所从生，故寒以御之也。

【注释】

①推板：可以移动的隔板。②墐：黏土。③户：单扇的门。

【译文】

卧室的窗户要朝北开，窗户上装一些稀疏的窗棂，夏天很好，冬天就不行了。窗户里面必须另外准备一层可以移动的隔板来塞住缝隙。《诗经·豳风》中说："将北窗的缝隙塞住。"注释说："向，是朝北的窗户。"北边是阴面，阴会生寒，塞住北窗可以预防冬天的寒气。

【原文】

冬以板铺地平，诚善，入夏又嫌隔住地气，未免作热。置矮脚凳数张，凳面大三四尺，量房宽窄，铺满于中，即同地平板。夏月去凳，亦属两便。卧户与书室并宜之。

【译文】

冬天用木板把地铺平，这固然是好的，入夏之后这样又会阻隔地气，难免会很热。设置几张凳面有三四尺的矮脚凳，测量一下房间的宽窄，铺满房间，这样就像铺平的地板。夏天过后撤掉凳子，也很方便。卧室和书房都可以这样做。

【原文】

《蠡海集》曰："春之气自下而升，故春色先于旷野；秋之气自上而降，故秋色先于高林。"寒气亦自上而降，故子后霜落时，寒必甚，气随霜下也。椽瓦疏漏，必厚作顶板以御之。即长夏日色上逼，亦可隔绝热气。如板薄，仅足承尘而已，徒添鼠窟，以扰夜眠。

窗户虽极紧密，难免针隙之漏，微风遂得潜入。北地御寒，纸糊遍室，则风始断绝，兼得尘飞不到，洁净爽目。老年卧房，可仿而为之，每岁初冬，必重糊一度。

【译文】

《蠡海集》中说："春天的气是从下向上升的，所以春天里旷野中一片黯然的景色；秋天的气是从上往下降的，所以秋天的景色会首先在高林上显现出来。"寒气也是从上往下降的，所以午夜子时后霜落时，会格外寒冷，因为寒气会随霜而下。屋顶有透风的房间，必须放上一个顶板来御寒。在夏天阳光暴晒时，也可以隔热。如果板子太薄，仅仅能够承担尘土的重量，那么，可能会生鼠洞，打扰夜晚睡觉。

窗户即使再严密，也难免会有缝隙，给风以可乘之机。北方人家为了御寒，会把房间里都糊上纸，风就吹不进来了，而且还能够防尘，保持房间清洁爽目。老年人的卧房，可以效仿这个方法，每年的初冬，都必须重新糊一遍。

【原文】

长夏日晒酷烈，及晚尚留热气，风即挟热而来，故卧房只宜清晨洞启窗户，以散竟夜之郁闷。日出后俱必密闭，窗外更下重帏遮隔，不透微光，并终日毋令人入。人气即致热也。盖热皆从外至，非内生耳。入寝时，但卷帏，亦勿开窗，枕簟①胥②含秋意。

【注释】

①簟（diàn）：竹席。②胥（xū）：全，都。

【译文】

夏天天气炎热、阳光强烈，到了晚上空气中还会有热气，即使有风也是热风，所以，卧室只需清晨开窗通风，消散夜里的郁结浊气。太阳出来之后，就把门窗关闭。窗户外面还要用多层帷幔遮挡，不让光透进来，并且一整天都不要让人进来。人的气息也能生热。热都是从外而来，而不是从内而来。进入卧室后，只要把帷幔卷起来，不用开窗，这样枕头或竹席上都会有秋天凉爽的感觉。

【原文】

楼作卧房，能杜湿气，或谓梯级不便老年，华佗《导引论》曰："老年筋缩足疲，缓步阶级，以展舒之。"则登楼正可借以展舒。谚又有"寒暑不登楼"之说，天寒所畏者风耳，如风无漏隙，何不宜之有？即盛夏但令窗外遮蔽深密，便无热气内侵，惟三面板隔者，木能生火也。按：《吴兴掌故》有销暑楼，颜真卿题额，则楼亦可销暑也。又韩偓诗云："寝楼西畔坐书堂。"则楼宜寝，并可称寝楼。然少觉不适，暂迁楼下，讵曰非宜？

【译文】

卧房在楼上，能够阻绝湿气，有人说老年人爬楼梯不方便，华佗《导引论》中说："老年人筋缩足疲，慢慢地爬楼梯，可以舒展筋骨。"因此爬楼梯正好可以舒展筋骨。又有谚语说"寒暑不登楼"，天气寒冷时是害怕有风，如果风没有缝隙可入，那么也没有什么不适宜的。即使在盛夏，只要把窗户外面遮蔽严实，热气就进不来了，只有三面都用木板阻隔的有所不宜，因为木能生火。按：《吴兴掌故》记载有销暑楼，颜真卿题的匾额，说明楼也可以消暑。韩偓诗中说："寝楼西畔坐书堂。"这个楼也可以作为卧室，并且可以称之为寝楼。不过如果稍微觉得不舒适，可以暂时住到楼下，怎能说不可以呢？。

【原文】

卧所一斗室足矣。如地平铺板，不嫌高过于常，须去地二尺许，令板下前后气通。入冬仍以板塞，南向微开小隙而已。纵不及楼居，亦足以远湿气。

【译文】

卧室小小的就可以了。如果在平地铺板，不嫌其过高，须离地面二尺左右，让板下前后通气。入冬仍用木板堵塞板下空隙，只向南开个小缝隙就行了。即使不在楼房居住，也足以远离湿气。

【原文】

北方作地炕①，铺用大方砖，垫起四角，以通火气。室之北壁，外开火门，熏令少热，其暖已彻昼夜。设床作卧所，冬寒亦似春温，火气甚微，无伤于热。南方似亦可效。

【注释】

①地炕：北方人用砖头或土坯砌成的床，也叫火炕。

【译文】

北方地区有地炕，用大方砖铺成，垫起四个角，通火气。卧室中的北边墙壁外开火门，用火熏来加热，暖气可以持续一个昼夜。这样设置的床，冬天寒冷的时候也会觉得像春天一样暖和，火气微小，不会让热气伤害了身体。南方地区似乎也可以仿照此法。

床

【原文】

《记·内则》云："安其寝处。"安之法，床为要。服虔《通俗文》

曰："八尺曰床。"故床必宽大，则盛夏热气不逼。上盖顶板，以隔尘灰。后与两旁勿作虚栏，镶板高尺许，可遮护汗体。四脚下周围，板密镶之，旁开小门，隆冬置炉于中，令有微暖，或以物填塞，即冷气勿透。板须可装可卸，夏则卸去。床边上作抽屉一二，便于置物备用。

【译文】

《礼记·内则》说："在寝室安卧。"安卧的准则，以床最为关键。服虔《通俗文》说："要有八尺，才能称其为床。"由此床一定要宽大，那么在盛夏时热气便无法逼近。床上需搭盖用来阻隔灰尘的顶板。与其在床的后边和两旁制作虚栏，不如镶上能够遮蔽出了汗的身边的镶板。镶板约一尺高即可。为了使床暖和，可以在床的四个角和周围镶上可装可卸的木板，但要开个小门，寒冬时把炉子放在床下即可，或者用东西塞住，也可以防御冷气。夏天时就卸去。在床边做一两个抽屉，用来放置物品以备用。

【原文】

安床着壁，须杉木板隔之。杉质松，能敛湿气，若加油漆，湿气反凝于外。头卧处近壁，亦须板隔，否则壁土湿蒸，验之帐有霉气，人必受于不觉。《竹窗琐语》曰："黄梅时，以干栎①炭置床下，堪收湿，晴燥即撤去，卧久令人病瘖②。"床低则卧起俱便，陆放翁诗所谓"绿藤水纹穿矮床"也。如砖地安床，恐有地风暗吹，及湿气上透，须办床垫，称床大小，高五六寸。其前宽二尺许，以为就寝仁足之所。今俗有所谓踏床者，床前另置矮凳，既有床垫，踏床可省。

【注释】

①栎（lì）：也作"麻栎"或"橡"，通称"柞树"。落叶乔木，椭圆形的叶子，叶子可以用来喂蚕，所结果实为球形。木性坚，可用以制作家具。②瘖（yīn）：意同"喑"，有哑巴、沉默、嗓子哑之意。

【译文】

床挨着墙壁放时，须用杉木板把床和墙隔开。因为杉木松软的性质正好能吸收湿气，如若涂上油漆，湿气反而容易凝滞在板外，不利于收敛湿气。检查卧室会发现帷幕上有霉气，这是由墙壁湿气熏蒸所致。所以如若睡觉的一头靠近墙边，也应该用木板隔开，否则人也会在不知不觉中受湿气所侵害。《竹窗琐语》说："黄梅雨时，把干栎放在床下，有收敛湿气的作用。晴天干燥时把干栎撤去，不然睡久了会生暗哑之病。"正如陆游诗所云"绿藤水纹穿矮床"，要想起卧方便，床放低一点即可。如果把床放在砖地上，恐怕不仅会感受到从地面暗中吹来的风，还会有上透的湿气，所以必须在床上放上床垫，五六寸高，符合床的大小即可。就寝前的立足之地，可在床前留大约二尺宽的地方。现在民间有一种在床前另外放置一张矮凳，叫踏床的床。既然有了床垫，踏床也就不需要了。

【原文】

　　暖床之制，上有顶，下有垫，后及两旁俱实板作门，三面镶密，纸糊其缝，设帐于内，更置幔①遮于帐前，可谓深暖至矣。入夏则门亦可卸，不碍其为凉爽也。今俗所谓暖床，但作虚栏绕之，于暖之义奚取？

【注释】

　　①幔（màn）：用以蒙住物体的布条。

【译文】

　　要制作暖床，上面要有顶，下面要有垫，后面和两边要有实木板作门，把三面严密地镶嵌住，缝隙用纸糊住，把帷帐放在里面，帐子的前面再用床幔遮住，这样便暖和至极了。到了夏天便卸掉床门，完全不妨碍凉爽。现在民间所谓在床边做虚栏环绕的暖床，怎么可能会暖和呢？

【原文】

　　《说文》曰："簟，竹席也。"昌黎诗云"卷送八尺含风漪①"是也。今以木镶方匡，或棕穿，或藤穿，通谓之簟。窃意温凉异候，床不得屡易，簟则不妨更换。夏宜棕穿者，取其疏；冬宜藤穿者，取其密。陕西有以牛皮绷若鼓，作冬月卧簟，尤能隔绝冷气。

【注释】

　　①风漪：借指竹席。本意指由于微风吹过，水面形成的波纹。

【译文】

　　《说文解字》说："簟，指竹席。"韩愈也有诗云"卷送八尺含风漪"。如今的簟，既可以是指用木镶成的方框，也可以是用棕丝或藤条穿成。我个人认为，气温温凉变化不定，床不便经常更换，但竹席则可以更换。棕丝穿连的竹席，由于其结构稀疏，适合夏天用；藤条穿连的竹席，由于其结构紧密，适合冬天用。陕西有一种卧簟用于冬天，尤其能隔绝冷气，其用牛皮穿连而成，十分紧绷。

【原文】

　　盛夏暂移床于室中央，四面空虚，即散烦热。楼作卧室者更妥。窗牖不可少开，使微风得入卧所。凡室有里外间者，则开户以通烦闷之气，户之外，又不嫌窗牖洞达矣。

【译文】

　　盛夏时想散去烦热，可以将床移到四面都有空间的卧室中央。更为妥当的做法是用楼房作卧室。为了使微风能够进入卧室，窗户需要经常开。有里外间的卧室，为了消散烦闷之气应该开卧室之门。窗户开得越大，对卧室的外边越好。

帐

【原文】

　　帐必与床称。夏月轻纱制之，《齐东野语》①云"纱之至轻者曰轻容", 王建②《宫词》云 "嫌罗不着爱轻容" 是也。又须量床面广狭作帐底如帐顶, 布为之, 帐下三面缝连, 不但可以御蚊, 凡诸虫蚤之类, 亦无间得入。

【注释】

①《齐东野语》: 共二十卷, 南宋周密所著。所记大多为宋元之交的朝廷大事, 史料价值高。②王建 (约767—约830): 字仲初, 颍川 (今河南许昌) 人, 唐代诗人。

【译文】

帐子应该与床相称。《齐东野语》所说的 "最轻的纱叫轻容", 王建《宫词》中所说的 "嫌罗不着爱轻容" 中的 "轻容", 是夏天用轻纱制作的。用布制作如帐顶一般的帐底必须根据床面的宽度。要想防御蚊子, 使虫子跳蚤等没有能够进入帐子的缝隙, 可以将帐下面的三面与帐底缝起来。

【原文】

夏帐专在御蚊, 其前两幅①阖处, 正蚊潜入之径也。须以一幅作夹层五六寸, 以一幅单层纳入, 再加小纽二三, 扣于帐外, 则蚊不能曲折以入。《东方朔别传》②曰: "蚊喜肉而恶烟。" 禁其来, 不若驱其去, 捞水面浮萍曝干, 加雄黄少许, 烧烟熏室, 可并帐外驱之。刘著③诗云: "雷声吼夜蚊" 亦得免矣。

【注释】

①幅: 原意泛指事物的宽度, 这里指用于做帐子的布帛。②《东方朔别传》: 西汉武帝至元帝、成帝之间的人以东方朔本人或其他人以东方朔为主创作的 "韵诵体" 改编而成。"韵诵体" 多为滑稽幽默。③刘著: 生卒年均不详, 字鹏南, 舒州皖城 (今安徽潜山) 人, 金代词人。

【译文】

防御蚊子是夏帐的主要作用, 蚊子一般偷偷进入的途径在蚊帐前面两幅合闭的地方。为使蚊子不能蜿蜒曲折地进入账内, 须把加上两三个小纽扣的另一幅单层, 纳入五六寸长的夹层, 扣在帐外。《东方朔别传》中说: "蚊子厌恶烟味, 喜欢肉味。" 驱赶其离开比阻止其进来更好。要想将帐外的蚊子驱赶走, 可以在卧室焚烧一种添加了少许雄黄, 从水面捞起并晒干了的浮萍, 便不会发现刘著诗中所说的 "雷声吼夜蚊" 的情况了。

【原文】

纱帐须高广, 范蔚宗①诗所谓 "修帐含秋阴" 也。有以细竹短竿, 横挂帐中, 安置衣帕②为便, 冬月颇宜, 夏则多一物, 则增一物之热。至脚后可设小儿, 陈茗碗③、瓶花、佛手柑④等类, 有枕旁置末丽、夜来香者, 香浓透脑, 且易引虫蚁, 须用小棕篮置之, 悬于帐顶下。二花香有余, 色不足, 惟供晚赏。凡物丰此即啬彼, 亦造物自然之理。

予曾以荷花折置帐中, 夜半后, 瓣放香吐, 辛烈之气, 睡梦中触鼻

老老恒言

惊醒，其透脑为患可知。因忆茂叔⑤"香远益清"之说，真善于体物也。若移置帐外，能使隔帐香来，斯尤独绝，香浓故耳。

【注释】

①范蔚宗：即范晔（398—445），字蔚宗，祖籍顺阳（现河南浙川），南朝刘宋政治家、历史学家，著有《后汉书》。②帕：多为方形的布或绸，用于包头或擦手。③茗碗：即茶碗。④佛手柑：又名九爪木、五指橘。叶子四季常青。佛手的果实形状似手，色泽金黄，香气浓郁。它不仅观赏价值高，药用价值也很高。⑤茂叔：即周敦颐（1017—1073），字茂叔，号濂溪，宋营道楼田堡（今湖南道县）人，北宋著名哲学家。

【译文】

如范蔚宗诗所说的"修账含秋阴"，纱帐必须又高又宽。冬天，在帐内横挂便于安放衣服头巾的细短竹竿比较适合，但夏天不太适宜，因为多一个东西就多了一份热气。可以把搁置茶碗、花瓶、佛手柑等的小矮桌放于脚后面。茉莉花、夜来香等气味芳香浓郁的东西应用小棕篮盛放，在帐顶下面悬挂，不便于放在枕旁，这些气味不仅透脑，而且易吸引虫子蚂蚁。这两种花颜色不好，只适合晚上观赏，但香气有余。造物的自然规律正是这方面丰富则那方面欠缺。

我曾经在帐内放过折来的荷花，荷花在后半夜绽放吐露出香气，香气刺鼻浓烈使我在梦中惊醒，可知香气确实有透脑的隐患。这使我想起周敦颐的"香气越远越清香"，可见他是一位善于体察事物道理的人。由于荷花香味辛烈，把荷花移到帐外，香气也能够隔帐而来，这甚为绝妙。

【原文】

另有小帐之制，竹为骨，四方同于床，或弯环如弓样，或上方而窄、下方而宽，如覆斗样，《释名》所谓"斗帐"是也。帐罩于外，大小称乎骨，随处可张，颇为轻便。又有扇帐、荷包帐，俱非居家便用，无取也。

【译文】

还有小帐的样式是以竹子做骨架，四四方方的像床一样，或者弯曲成环，如同弓的模样，或者上面方而窄，下面方而宽，形状像倒覆的斗一样，就是《释名》里说的"斗帐"，帐子大小与骨架相似，在骨架外面罩着，可以随处放置，很是方便。还有不方便居家之用的扇帐、荷包帐，这里就不记录了。

【原文】

冬月帐取低小，则暖气聚。以有骨子，小帐即设诸大床内。床之外，顶板覆其上，四面更以布作围，周匝①亦如帐。床大帐小，得围遮护，乃益其暖。若暖床三面镶板，竟设小帐于中，作围赘矣。

【注释】

①周匝：一匝，即为环绕一周。

【译文】

低小的帐子在冬天容易聚拢暖气。可以把有骨架的小床设置在大床之内。

老老恒言

床的外面，像帐一样用布在四周环绕一周，把顶板盖在上面。帐小床大，四周有布做围遮护，可以使帐内温暖。如果是三面都镶有木板的暖床，再把设置在床中小帐的四周用布遮围，则显得有点多余了。

【原文】

纸可作帐，出江右①。大以丈计，名皮纸，密不漏气，冬得奇暖。或布作顶，少令通气。东坡诗："困眠得就纸帐暖。"刘后村②诗："纸帐铁擎风雪夜。"又元张昱③诗："隔枕不闻巫峡雨，绕床惟走剡溪云。"或绘梅花于上，元陈泰④诗："梦回蕲竹⑤生清寒，五月幻作梅花看。"盖自宋元以来，前人赏此多矣。如有题咏⑥，并可即书于帐。

【注释】

①江右：历史上"江右"特指"江西"，但因为明朝时的移民使江右的概念扩至赣语分布的地方，即湖南东部、湖北东南部、安徽西南部、福建西北部等地。②刘后村：即刘克庄（1187—1269），字潜夫，号后村。福建莆田人。南宋诗人、词人、诗论家。③张昱：生卒年均不详，字光弼，自号一笑居士，庐陵人，元代诗人。④陈泰：字志同，号所安，湖广茶陵人，元末进士。其才气纵横，著有《所安文集》等。⑤蕲：湖北蕲春县的主要特产之一。因其产在蕲地，性能状态与其他竹子相异，故得此名。有笛、杖之用途。⑥题咏：在园林、寺庙、名山、字画上所题写的诗词。

【译文】

帐子也可以用纸做，长江下游以西的地区有此做法。冬天用皮纸非常暖和，因为其密不透风的性能。皮纸很大，一般以丈计算。要使帐内能够通风，也可以用布制作帐顶。苏东坡有诗说："困眠得就纸帐暖。"刘克庄有诗："纸帐铁擎风雪夜。"元代诗人张昱诗："隔枕不闻巫峡雨，绕床惟走剡溪云。"有人在纸帐上画梅花，元陈泰诗："梦回蕲竹生清寒，五月幻作梅花看。"从宋元以来，欣赏纸帐的人增多。在帐上也会写一些即兴的诗词。

【原文】

《南史》①梁武帝有木棉布皂帐，名曰"古终"。木棉布质厚于绸，暖即过之。窃意宫帏中所以用此者，乃寓崇俭之意，不然，则帐之暖，又岂独木棉布哉？《晋书·元帝纪》②：帝作布帐练帷③，皆崇俭也。宫帏中犹有崇俭如此者，士庶④之家宜知节矣！

【注释】

①《南史》：作者为唐朝李延寿，列为中国历代官修正史"二十四史"之一。②《晋书·元帝纪》：《晋书》中司马睿的本纪。《晋书》是"二十四史"之一，房玄龄、褚遂良、许敬宗三人监修，编者共二十一人。③练帷：帏帐用白色的熟绢制成。④士庶：普通百姓和士人，泛指人民、百姓。

【译文】

《南史》记载梁武帝有一种名叫"古终"的木棉布皂帐。木棉与绸相比，不仅质地较厚，也更暖和。宫闱中用木棉，个人认为，多有崇尚简朴的意思，如若不是，难道能使帐内暖和的只有木棉布吗？《晋书·元帝纪》提到：晋元帝崇尚俭朴，多用布帐、练帷。既然宫廷之中都如此崇尚俭朴，平凡百姓之家更应该以俭朴自律。

【原文】

有竹帘极细，名"虾须帘"，见《三湘杂志》。夏制为帐，用骨子弯环如弓样者，帘分四片，前二后一，顶及两旁，弯环合一。布缘其边，多缀以钮，称骨子扣之。前二片中分处，入寝亦扣密，则蚊可御。疏漏生凉，似胜于纱。

【译文】

在《三湘杂志》里，有一种名叫"虾须帘"的极细的竹帘。制作夏天的帐子的方法是，把像弓一样弯曲成环的竹子骨架的帘子分成四片，帐顶和两旁的弯曲成环合在一起，然后前面两片，后面再一片。给帘子加上与骨架相配的、多安纽扣的用布做成的饰边，扣在一起。就寝前要把前面两片中间分开的地方扣好，有防御蚊子的功效。比起纱，虾须帘有稀疏、透漏、生凉的功效。

【原文】

《辍耕录》云："宫阁制，有银鼠皮壁帐、黑貂皮暖帐。"壁帐岂寻常易办？皮暖帐世俗恒有，非必黑貂耳。但就枕如入暗室，晓夜不能辨，必于帐前开如圆月，纱补之以通光，玻璃尤为爽亮。

【译文】

《辍耕录》里说："宫殿的制度，有银鼠皮壁帐、黑貂皮暖账。"普通人家岂能轻易制作壁帐？皮暖帐在民间很常见，不一定非得用黑貂皮做。就枕后如同进入暗室一般，都不能分辨是白天还是黑夜，可以在帐前开个如圆月般大小的洞口，用薄纱补起来就可以透光了，想更加明亮，可以用玻璃。

【原文】

有名纱橱，夏月可代帐。须楼下一统三间[1]，前与后俱有廊者，方得为之。除廊外，以中一间左右前后，依柱为界，四面绷纱作窗，窗不设棂，透漏如帐。前后廊檐下，俱另置窗，俾有掩蔽。于中驱蚊，陈几榻，日可起居，夜可休息，为销夏安适之最。

【注释】

①一统三间：即三间一体，中间只有柱子，没有隔墙。

【译文】

有一种可以在夏天代替帐子的纱橱。要做这种纱橱，必须在楼下有一间前面与后面都有走廊的三间一体的房子。走廊除外，在中间房子的前后左右，把柱子作为界线，四面不设置窗棂的窗子用薄纱绷上作为窗户，可以像帐一样透光。为了有所遮蔽，可以在前后的廊檐下另外设置窗户。把蚊子从房子里驱逐出去，在

房内摆上几张矮桌、床榻，白天可以起居，夜晚可以休息，是夏天消暑最好的
去处。

枕

【原文】

《释名》①云："枕，检②也，所以检项也。"侧曰颈，后曰项。太低
则项垂，阳气不达，未免头目昏眩；太高则项屈，或致作酸，不能转动。
酌高下尺寸，令侧卧恰与肩平，即仰卧亦觉安舒。《显道经》曰："枕高
肝缩，枕下肺蹇③，以四寸为平枕。"

《唐书》：明皇为太子时，尝制长枕，与诸王共之。老年独寝，亦需
长枕，则反侧不滞一处。头为阳，恶热，即冬月辗转枕上，亦不嫌冷，如
枕短，卧得热气，便生烦躁。

【注释】

①《释名》：东汉刘熙撰，是一本专门探求事物名源的佳作。②检：约束，限制。③蹇
（jiǎn）：迟钝，不顺利。

【译文】

《释名》中说："枕，是约束的意思，就是用来匡正颈椎的。"脖子侧面叫作
颈，脖子后面叫作项。枕头过低，项就会低垂，阳气不容易达到人的头部，如此
一来就难免头晕目眩；枕头太高项就会弯曲，容易导致项酸痛，不能转动。所以要
好好斟酌枕头的尺寸，侧着躺着的时候，枕头的高度与肩膀同高，这样的高度，仰
卧的时候也会觉得舒服。《显道经》中说："枕头太高会导致肝萎缩，枕头太低
会导致肺不舒展。"枕头的高度以四寸为宜。

根据《唐书》记载，唐明皇在做太子时，做长的枕头，和诸王一同枕着。老年
人自己睡觉的时候，也需要枕足够长的枕头，翻身的时候不至于让头滞在一处。
头部为阳，怕热，即使是冬天也不怕冷。如果枕头太短，就会让人热得烦躁。

【原文】

囊枕之物，乃制枕之要。绿豆皮可清热，微嫌质重，茶叶可除烦，
恐易成末，惟通草为佳妙，轻松和软，不蔽耳聪。《千金方》①云："半醉
酒，独自宿，软枕头，暖盖足，能息心，自瞑目。"枕头软者甚多，尽善无
弊，殆莫过通草。

【注释】

①《千金方》：唐代孙思邈撰。该书集唐代以前诊治经验之大成，对后世医家影响极大。
作者以人命重于千金，故取"千金"为书名。

【译文】

枕头中的填充物是制作枕头的关键。绿豆皮能够清热，但是稍微有一些重，
茶可以解除烦躁，但是容易成末，只有通草是最好的材料，轻松和软，不影响听

力。《千金方》中说："酒半醉，独自睡觉，枕头需软，足能保暖，能够心静，能够合眼。"软枕头有很多，百无一害的则是以通草为枕芯的了。

【原文】

放翁有"头风便菊枕"之句。菊花香气可清头目，但恐易生蠹虫。元马祖常诗云："半夜归心三径远，一囊秋色四屏香。"前人盖往往用之。《清异录》：卢文杞枕骨高，凡枕之坚实者不用，缝青缯充以柳絮。按：《本草》：柳絮性凉，作枕亦宜，然生虫之弊，尤捷于菊。吴旻《扶寿方》以菊花、艾叶作护膝。

【译文】

陆游的诗句中说"头风便菊枕"。菊花的香气可以明目清心，但是用菊花做枕芯恐怕会产生蠹虫。元朝马祖常有诗句："半夜归心三径远，一囊秋色四屏香。"可见古人已经用到药枕。《清异录》中说：卢文杞枕骨高，但凡是坚硬的枕头都不用，缝制青缯枕头，填充上柳絮。根据《本草》的记载：柳絮性凉，可以用作枕头的填充物，但是比菊花更容易生虫。吴旻《扶寿方》可用菊花、艾叶作为护膝。"

【原文】

藤枕，以藤粗而编疏者，乃得凉爽。若细密，止可饰观。更加以漆，既不通气，又不收汗，无当于用。藤枕中空，两头或作抽替，可藏物，但勿置香花于内，以致透脑。《物类相感志》[1]曰："枕中置麝少许，绝恶梦。"麝能通关、镇心、安神故也。偶用则可，久则反足为累。

【注释】

①《物类相感志》：一说是苏轼撰，又说是僧赞宁编次，不可细究。分天、地、人、鬼、鸟、兽、草、木、竹、虫、鱼、宝器十二门。

【译文】

藤枕，用粗藤稀疏地编制而成，这样的枕头枕起来凉爽。如果太过密集就只能作观赏用。再加上油漆，既不通气，又不吸汗，没什么用处。藤枕中间是空的，两头做成抽屉，可以放东西。但是不要把香花放入其中，否则会伤脑子。《物类相感志》中说："枕头中放置少许麝香，能够防止做噩梦。"麝香能通关窍，凝心定神，偶尔用用可以，总是用会出问题。

【原文】

侧卧耳必着枕。老年气血易滞[1]，或患麻木，甚且作痛。办耳枕，其长广如枕，高不过寸，中开一孔，卧时加于枕，以耳纳入。耳为肾窍[2]，枕此并杜耳鸣耳塞之患。

【注释】

①滞：不流通。②耳为肾窍：中医认为，人体的五官七窍都与不同的脏腑有着密切的联系，而耳朵和肾的形状十分相似，因此，肾主耳，耳朵是肾的外窍。

【译文】

人在侧卧的时候，一边的耳朵会挨着枕头。老年人气血流通不畅，侧卧时耳朵受压，会产生麻木的感觉，有时候还会疼痛。因此，老年人应该制作一个耳枕。耳枕的长度与宽度和枕头一样，高度不超过一寸，中间开一个小孔。睡觉的时候把耳枕放在枕头上面，耳朵放在耳枕中间的小孔中。耳朵是肾的孔窍，枕耳枕能够预防耳鸣耳聋。

【原文】

《山居清供》①曰："慈石捣末，和入囊枕，能通耳窍，益目光。"又女廉药枕，以赤心柏木，制枕如匣，纳以散风养血之剂，枕面密钻小孔，令透药气，外以稀布裹之而卧。又《升庵外集》云："取黄杨木作枕，必阴晦夜伐之，则不裂。"按：木枕坚实，夏月昼卧或可用。《箴铭汇钞》：苏彦《楠榴枕铭》："颐神靖魄，须以宁眠。"恐未然也。

【注释】

①《山居清供》：宋林洪撰，是南宋流传迄今最为完整的食谱。主要记录了以山野所产的蔬菜、水果、动物等为主要原料的饮食烹饪方法，阐述了一些饮食养生思想，辅以掌故、诗文，内容丰富，涉猎广泛。

【译文】

《山居清供》中说："把磁石捶成末，放到枕头里面，能够让耳聪目明。"又有女廉药枕，把红色的柏木做成像是匣子一样的枕头，放入散风养血的药物，在枕头面上钻上小孔，让药物透气，外面裹上稀疏的布料，这样做成枕头。《升庵外集》中说："用黄杨木做成枕头，必须是在阴暗的夜里砍伐的，这样才不会裂开。"按：木枕坚实，在夏季白天可以枕。《箴铭汇钞》中说：苏彦《楠榴枕铭》："颐神靖魄，须以宁眠。"恐怕不是这样。

【原文】

瓷器作枕，不过便榻陈设之具。《格古论》曰："定窑有瓷枕，制极精巧，但枕首寒凝入骨。"东坡诗："暂借藤床与瓦枕，莫教孤负北窗凉。"北窗凉气，已不宜受，况益之瓦枕乎！石枕亦然。

【译文】

瓷器做成的枕头，只是便榻上的陈列之物。《格古论》中说："定窑的瓷枕很精致，但是枕着非常寒冷。"苏轼的诗中说："暂借藤床与瓦枕，莫教孤负北窗凉。"北窗的凉风习习，已经让身体经受不住，更何况是瓦枕呢！石枕也是如此。

【原文】

枕底未缉合时，囊实后不用缉合，但以纽联之。凡笔札及紧要物，可潜藏于内，取用甚便。《汉书》曰："淮南王有《枕中鸿宝苑秘书》①。"其制盖类是。

【注释】

　①《枕中鸿宝苑秘书》：《汉书·刘向传》："淮南王有《枕中鸿宝苑秘书》。书言神仙使鬼物为金之术，及邹衍重道延命方，世人莫见。"颜师古注："《鸿宝》、《苑秘书》。并道术篇名。臧在枕中，言常存录之不漏泄也。"

【译文】

　枕头的底面没有缝合的时候，填满枕头后不用将其缝合，只用纽扣连接起来就可以了。可以将笔纸等重要的物品放在枕头中，取用也很方便。《汉书》记载："淮南王有《枕中鸿宝苑秘书》。"形式大概就是类似这样。

【原文】

　一枕可两用，曰折叠枕。先制狭条如枕长，厚径寸，或四或五，再以单层布总包其外，分界处以针缉其边：一缉其左之上，一缉其右之下，可左折右折而叠之。叠之作枕，平铺即作垫，此便榻可备之物。

【译文】

　一枕可以两用，叫作折叠枕。先制作一个和枕头一样长的狭长条，厚一寸，做四个或五个，然后用一层布把它们包住，用针缝住边界的地方：一头针在左上方，一头针在右下方，可以往左折往右折，折叠起来的时候就是枕头，平铺的时候就是垫子，这就是可以在便榻上使用的物件。

【原文】

　凡仰卧腿舒，侧卧两膝交加，有上压下之嫌。办膝枕，小于枕首者，置诸被侧，或左或右，以一膝任意枕之，最适。

　竹编如枕，圆长而疏漏者，俗谓之竹夫人，又曰竹几，亦以枕膝。东坡诗："闻道床头惟竹几，夫人应不解卿卿。"山谷曰："竹夫人，盖凉寝竹器，憩臂休膝，似非夫人之职，名以青奴。"有诗云："我无红袖堪娱夜，只要青奴一味凉。"老年但宜用于三伏时，入秋则凉便侵人，易为膝患。

　有名竹夹膝者，取猫头大竹，削而光之，置诸寝，其用同于竹夫人。唐陆龟蒙有诗云："截得筼筜冷似龙，翠光横在暑天中。"但嫌实不漏气，着体过凉，老年无取。

【译文】

　凡是仰卧的时候双腿是舒展的，侧卧的时候双膝交加在一起，难免会上下压着。这时候不妨做一个膝枕，比枕头小，放在被子的边上，左边右边都可以放，一个膝盖枕着膝枕，非常舒服。

　竹子编成的枕头，圆长疏漏的，俗称竹夫人，又叫竹几，也是用来枕膝盖的。苏轼有诗："闻道床头惟竹几，夫人应不解卿卿。"黄山谷有诗："竹夫人，是睡觉的时候用来纳凉的竹器，用来休息肩膀和膝盖，这似乎不是夫人的职责，应该叫作青奴。"有诗句说："我无红袖堪娱夜，只要青奴一味凉。"老年人可以在三

老老恒言

伏天使用它，入秋后凉气袭入，容易患上膝盖的疾病。

有名叫竹夫滕的，是用猫头大竹，把竹子表面削光，放在床上。用处和竹夫人一样。唐代陆龟蒙有诗说："截得筼筜冷似龙，翠光横在暑天中。"但是竹夫滕不透气，挨着身体太凉了，老年人不要用。

席

【原文】

席之类甚多。古人坐必设席，今则以作寝具。如竹席，《尚书》谓之笋席①，今俗每于夏月卧之。但新者耗精血，陈者不收汗，或极热时，以其着体生凉，偶一取用。两广②所出藤席亦同。

【注释】

①笋席：用嫩竹编成的竹席。②两广：又称两粤，是中国地名合称，指广东和广西两省。

【译文】

席子有很多种类。古人坐时一定会设置席子，现在多用来作为寝具。比如《尚书》里称为笋席的竹席，现在民间用于夏天睡觉之时用。但是新竹席容易消耗精血，旧竹席不容易吸汗，特别热的时候，睡在新竹席上容易着凉，偶尔用一下就可以了。两广出产的藤席与它相同。

【原文】

蒲席见《周礼》，又《三礼图》①曰："士，蒲席。"今俗亦常用。质颇柔软，适于羸弱之体。其尤佳者，如嘉纹席、龙须席②，即蒲同类，虽不出近地，犹为易购。《显道经》曰："席柔软，其息乃长。"谓卧安则能久寐也。

【注释】

①《三礼图》：又名《三礼图集注》，共二十卷，是宋代著名学者聂崇义根据古代多种《三礼图》编撰的。书里有图和解说。此书援引经典，具有重要的参考价值。②龙须席：用龙须草编成的席子。

【译文】

蒲席最开始出现在《周礼》里，《三礼图》中说："士，用蒲席。"在民间现在也经常使用。因其柔软的质地，很适合瘦弱的人使用。嘉纹席、龙须席等蒲席中特别好的与蒲席同类，虽然近地不生产，还是比较容易买到的。《显道经》说："席柔软，其息乃长。"是说要想睡眠长久卧安适很重要。

【原文】

藤竹席，老年既不宜久卧常卧，柔软者或嫌少热，衬以藤竹席，能借其凉。深秋时即柔软席，亦微觉冷，辄以布作褥，衣而卧。又恐太热，布作面，蒲席作里，二者绾合，则温凉恰当。《诗》云："乃安斯寝。"庶几得之。

【译文】

老年人不适宜久卧长卧，又嫌柔软的席子稍热，如果在衬垫下面铺上藤竹席，可以借着藤竹席感受到凉爽。即使是柔软的席子，在深秋时节用着也会觉得有点凉，可以把布当作褥子，穿着衣服睡觉。如若担心太热，可以用布作面，把蒲席放在里面，将两者缝合，温凉则恰好。差不多可以做到《诗经》里所说的"于是可以安睡。"

【原文】

贵州土产有纸席，客适①饷②予。其长广与席等，厚则什倍常纸，质虽细而颇硬，卧不能安，乃为紧卷，以杵槌熟，柔软光滑，竟同绒制，又不嫌热，秋末时需之正宜。

【注释】

①适：正好，刚巧。②饷（xiǎng）：招待，吃饭，赠送。这里的意思是"赠送"。

【译文】

有一种纸席是贵州的特产，正好有客人送给我一卷。它和席子的长宽相同，却比普通纸张厚十倍，质地虽然细却很硬，不太适合用来睡觉。于是把它紧紧地卷着，用棒槌捶热，竟像用绒制作的一般柔软光滑，又不嫌热，秋末之时用着正合适。

【原文】

《周礼·地官》："司几筵掌五席①。"中有熊席。注曰："兽皮为席也。"今有以牛皮作席者，出口外。制皮法：拔去毛极净，香水浸出臊气，染以红色，名香牛皮。晋《东宫旧事》②有赤皮席，今盖仿而为之。皮性暖，此却着身有凉意，质亦软滑，夏月颇宜。《河东备录》云："猪皮去毛作细条，编以为席，滑而且凉，号曰壬癸席。"又《晋书》："羊茂③为东郡守，以羊皮为席。"然则凡皮皆可作席，软滑必胜草织者。

【注释】

①司几筵掌五席：出自《周礼·春官·司几筵》："司几筵掌五几五席之名物。"②《东宫旧事》：共十卷。《隋·志》未言撰者，《旧唐书》载张敞《东宫旧事》十一卷，《新唐书》仍记作十卷。该书记录晋太子仪礼风俗之类，岁月年久已佚，如今存有的是陶元仪、黄奭所编。③羊茂：东汉人。《后汉书》里说他字委实，豫章人。

【译文】

《周礼·地官》："司几筵掌五席。"其中有熊席。注释说："用兽皮制成的席子。"现在出自长城以北地区的席子用牛皮制成。制作方法是：把毛拔得非常干净，用香水浸出臊气，染成红色，叫作香牛皮。晋朝《东宫旧事》里出现过赤皮席，现在的大概是模仿做成的。香牛皮不同于皮暖的性质，贴在身上有些微的凉意，质地也柔软光滑，适合夏天使用。《河东备录》说："用去毛后的猪皮制成的细条编成席，这种席名叫壬癸席，不仅光滑，而且凉快。"《晋书》又说："羊茂做东郡太守时，用羊皮做席子。"既然如此，那么凡是动物的皮都可以作为制作席子的原料，比起草编的席子，其柔软光滑程度会好很多。

【原文】

古人席必有缘。缘者，犹言镶边也。古则缘各不同，所以饰席，今惟取耐用。缘以绸与缎，不若缘以布。

【译文】

古人一定会给席子加缘饰。缘饰，即现在所说的镶边。古代有各种各样用来装饰席子的缘饰，现在缘饰的作用只是为了席子耐用。比起用绸缎，不如用布镶边。

【原文】

盛暑拭席，亦用滚水，方能透发汗湿。有爱凉者，汲井水拭之，阴寒之气，贻患匪小。又有以大木盆，盛井水置床下，虽凉不着体，亦非所宜。惟室中几案间设冰盘，则凉气四散，能清热而无损于人。

【译文】

要彻底发散汗湿之气，盛夏也要用开水擦拭席子。贪凉的人用井水擦拭席子，阴寒之气过重，留下很大的祸患。还有的人把井水盛在大木桶里，放在床下，虽然凉气没有直接接触人的身体，但也不能这么做。要扩散凉气、驱逐热气，并且对人体没害，只有在卧室中的几案上放置一个冰盘。

【原文】

席底易为蚤所伏，殊扰安眠。《物类相感志》曰："苦楝花[①]曝干，铺席底，驱即尽。"《千金月令》[②]曰："大枣烧烟熏床下，能辟蚤。"其生衣襦[③]间者为虱。《抱朴子》曰："头虱黑，着身变白，身虱白，着头变黑。"所渐然也。《酉阳杂俎》曰："岭南人病，以虱卜，向身为吉，背身为凶。"又《草木子》[④]曰："虱行必向北。"窃意虱喜就暗，非果向北也。银朱[⑤]和茶叶熏衣，可除之。

【注释】

①苦楝花：中药名，以植物的花入药。味苦，性寒。具有杀虫、止痒、清热祛湿的功效。主治热痹和头癣。食用方法主要是外用。②《千金月令》：孙思邈所著的影响巨大的著作。③襦（rú）：指短衣短袄或幼儿的围嘴。④《草木子》：共四卷，作者为叶子奇。本书内容从天文分律历、植物的形态、时政得失等广为涉猎。⑤银朱：即硫化汞，由汞和硫混合加热升华而得，鲜红色的粉末，有毒，多用作颜料和药品。

【译文】

跳蚤容易潜伏在席子下，特别容易影响睡眠。《物类相感志》说："在席子底下铺上暴晒干的苦楝花，可将跳蚤驱逐尽。"《千金月令》说："在床下放上焚烧的大枣，能把跳蚤熏炙走。"虱子生长在衣服间。《抱朴子》说："由于受到环境的染习，黑色的头虱到了身上变成白色；白色的身虱到了头上变成黑色。"《酉阳杂俎》说:"岭南人生病后,有用虱子占卜的习俗,向着身子爬去是吉,向着背部爬去是凶。"《草木子》里又说:"虱子一定向着北方爬行。"但我认为虱子喜欢阴暗的地方,不一定非向着北方爬行。用银朱和茶叶熏衣服,可以驱除虱子。

被

【原文】

被宜里面俱绸,毋用锦与缎,以其柔软不及也。装丝绵者,厚薄各一,随天时之宜,或厚或薄。以其一着体盖之,外多备装絮者数条,酌寒暖加于装绵者之上。絮取其匀薄,取其以渐可加,故必多备。

【译文】

用里子和面子都是绸子做成的被子最适宜,不能用柔软程度不及绸子的锦和缎。被子里装着丝棉的,厚的和薄的要各准备一套,根据天气的变化或用厚的或用薄的。用其中一床丝棉被依着身体而盖,另外多准备几条棉絮被,根据气候的寒暖斟酌着加到丝绵被上。之所以盖棉絮被,是因为其匀薄,而且可以渐渐多加,所以可以多准备几条。

【原文】

《身章撮要》曰:"大被曰衾,单被曰裯①。"老年独卧,着身盖者,被亦宜大,乃可折如封套②式,使暖气不散。此外酌寒暖渐加其上者,必狭尺余,两边勿折,则宽平而身之转侧舒。有以单被衬其里,牵缠③非所适,只于夏初需之,亦用狭者,夹被同。

【注释】

①裯(chóu):被单。②封套:旧时指用来盛文件、书信或钱物的封简,现在多用来指装文件、书刊等用的套子。③牵缠:纠缠在一起。

【译文】

《身章撮要》里说:"衾是指大被,裯是指单被。"老年人一个人睡觉时,贴身盖着的被子应该大些,这样可以把它折成封简的样式,使暖气不散去。此外,根据气候寒暖酌情加在上面的被子应狭窄几尺,两边不要折回,这样宽阔平躺,翻身的时候比较舒服。有人在被子里衬着单被,这样并不合适,因为容易纠缠在一起,在夏初需要之时,也用夹被相同的窄被。

【原文】

老年畏寒,有以皮制被。皮衣宜表毛于外,皮被宜着毛于体,面用绸,薄加絮,宽大可折为妥。然较以丝绵装者,究之轻软勿及。

【译文】

老年人害怕寒冷,因此有人会用皮来制作被子。如做皮衣,应毛在外面,若做皮被,毛应该在贴近身体的那一面,被面用绸,把薄薄的棉絮放在里面,宽大可折叠就行了。但是其轻软程度毕竟比不上用丝棉做的被子。

【原文】

被取暖气不漏，故必阔大，使两边可折，但折则卧处不得平匀，被内亦嫌逼室。拟①以两边缉合如筒，勿太窄，须酌就寝之便，且反侧宽舒，脚后兼缉合之，锡②以名曰茧子被，谓如蚕茧之周密也。

【注释】

①拟：打算。②锡：通"赐"。

【译文】

要想被子暖和不透风，被子必须大，使两边可以折回，但折叠的地方睡觉的时候必定会感到不平坦，也会嫌被内狭窄。我打算把两边像封筒一样缝合起来，考虑到睡觉时候的方便，所以不能太窄，而且考虑到翻身的时候宽敞舒适，脚后也一起缝起来，我把它叫作茧子被，也就是说像蚕茧一样严密。

【原文】

《岭南志异》①曰："邕州②人选鹅腹之毳毛装被，质柔性冷，宜覆婴儿，兼辟惊痫③。"愚谓如果性冷，老年亦有时宜之，特婴儿体属纯阳，利于常用。又《不自弃文》④曰："食鹅之肉，毛可遗也，峒民⑤缝之以御腊⑥。"柳子厚⑦诗亦云："鹅毛御腊缝山罽⑧。"然则性冷而兼能御腊，所谓暖不伤热，囊被之物，竟属尽美。

【注释】

①《岭南志异》：即《岭南异物志》，作者唐孟琯。书中记录了岭南东西两道的广州、康州、容州、韶州等地的奇闻异物。②邕（yōng）州：指现在的广西南宁。③惊痫（xián）：指因受惊吓而得的一种病。唐宋医书所载的癫痫是指小儿惊风。《小儿卫生总微论方》："小儿惊痫者，……轻者，但身热面赤，睡眠不安，惊惕上窜，不发搐者，此名惊也；重者，上视身强，手足拳，发搐者，此名痫也。"④《不自弃文》：作者为宋朝朱熹。⑤峒（dòng）民：古时对我国西南地区部分少数民族聚居地方的泛称。⑥御腊：即御寒冬。腊指农历十二月或泛指冬月。⑦柳子厚：即柳宗元，字子厚，河东郡（今山西永济县）人，唐宋八大家之一，唐代杰出诗人、哲学家、儒学家。⑧山罽（jì）：山民用毛制作的毡毯一类的织物。

【译文】

《岭南志异》里说："邕州人在被子里装进鹅腹部的细绒毛，这种毛质地柔软、性凉，适合婴儿盖，还有预防惊痫的作用。"我认为如果鹅绒毛性冷，那么也适合老年人使用，只不过因为婴儿的体质纯阳，适合经常使用。《不自弃文》里又说："吃鹅肉的时候，鹅毛可以留着，峒民将它们缝起来防御腊月的寒冷。"柳宗元又有诗说："鹅毛御腊缝山罽。"鹅毛虽然性冷，却能用来抵御腊月的寒冷，正所谓暖不伤热，把它当作做被子的原料，真是尽善尽美了。

【原文】

《江右建昌志》："产纸大而厚，揉软作被，细腻如茧，面里俱可用之，薄装以绵，已极温暖。"唐徐寅①诗："一床明月盖归梦，数尺白云笼冷眠。"明龚诩②诗："纸衾方幅六七尺，厚软轻温腻而白。霜天雪夜最相宜，不使寒侵独眠客。"可谓曲尽纸被之妙。龚诩云独眠，纸被正以独眠为宜。

【注释】

①徐寅：字昭梦，莆田人，唐末至五代间较著名的文学家，博学多才，擅长作赋。著作有文集《徐正字诗赋》二卷、《四库提要》等。②龚诩（xǔ）：名翊，字大章，号纯庵，南直隶苏州府昆山（今属江苏）人，明代学者。著有《野古集》。

【译文】

《江右建昌志》中说："这里生产大并且厚的纸，揉软后如茧般细腻，可以做成被子，被面和被里都可以使用，把薄薄的棉絮装在里面，极其暖和。"唐徐寅有诗说："一床明月盖归梦，数尺白云笼冷眠。"明朝龚诩有诗云："纸衾方幅六七尺，厚软轻温腻而白。霜天雪夜最相宜，不使寒侵独眠客。"可以说详细地描写了纸被的妙处。龚诩说独眠，而纸被正适合独眠。

【原文】

有摘玫瑰花囊被，去蒂晒干，先将丝瓜老存筋者剪开，搋软作片，约需数十，以线联络，花铺其上，纱制被囊之，密针行如麂眼方块①式，乍凉时覆体最佳。玫瑰花能养血疏肺气，得微暖，香弥甚。丝瓜性清寒，可解热毒。二物本不甚贵，寻常犹属能办。

【注释】

①如麂眼方块：缝成麂眼似的斜方块。麂，小型的鹿。

【译文】

有人会在被中放玫瑰花，做法是把玫瑰花的蒂去掉后晒干，首先将老而剩筋的丝瓜剪开，捶软做成片，大概需要十片，把它们用线连在一起，把花铺放在上面，放入纱制成的被囊中，用针细密地缝成如麂眼似的斜方块，天气乍凉时最适合用来盖。玫瑰花有养血疏肺气的功用，香气得微暖之气后更浓。丝瓜性凉，有解除热毒的功效。这两种东西不是很昂贵，一般人也办得到。

【原文】

冬月子后霜落时，被口每觉加冷，东坡诗所谓"重衾脚冷知霜重"也。另以薄绵被兜住脚后，斜引被角，置诸枕旁，觉冷时，但伸一手牵被角而直之，即可盖暖。凡春秋天气，夜半后俱觉稍凉，以夹被置床内，趁意加体，亦所以顺天时。《诗·杕杜》篇疏①云："从旦积暖，故日中之后必热；从昏积凉，故夜半之后必凉。"

【注释】

①《诗·杕（dì）杜》：指《诗经·小雅·杕杜》。杕杜指孤生的甘棠。杕是树木孤立的样子。杜，落叶乔木，果实圆而小，味涩，俗称"杜梨""甘棠""棠梨"。疏：注释。文中指唐孔颖达所作的《毛诗正义》。

老老恒言

【译文】

冬天子时后下雪的时候，被口每每觉得更加寒冷，正如苏东坡诗所说的"重衾脚冷知霜重"。所以另外用薄棉被把脚后跟包裹住，并把被角斜拉至枕旁放着，觉得寒冷的时候，只需伸手拉被子，被子就直了，这样盖着就暖和了。在春秋时节，后半夜的时候稍微感觉有点凉，在床上放着夹被，感觉到寒冷的时候就加盖在身上，这也是顺应天时气候。《诗经·小雅·杕杜》的注释说："从早上开始天积累暖气，所以中午之后必定觉得热；天从黄昏的时候开始积累凉气，因此到了半夜后必然觉得寒凉。"

【原文】

《记·王制》曰："八十非人不暖。"《本草》曰："老人与二七以前少阴同寝，藉其熏蒸，最为有益。"少陵诗"暖老须燕玉[①]"是也。愚谓老年以独寝为安，或先令童女睡少顷，被暖则起，随即入寝。既藉熏蒸之益，仍安独寝之常，岂非两得？倘气血衰微，终宵必资人以暖，则非如《王制》所云不可。

【注释】

①燕玉：如玉的燕地美女，泛指美女。

【译文】

《礼记·王制》里说："人到了八十岁，如果不借助他人的热力，是感受不到温暖的。"《本草》里说："老年人与十四岁以下的少女一同睡觉，借少女的热气熏蒸，对老人是最有好处的。"杜甫诗所说的"暖老须燕玉"正是这个意思。我个人认为老年人一个人睡觉最好，或者先让童女睡一会儿，等被子暖了就起来离开，老年人随即去睡，既可以借童女熏蒸之气的益处，又可以遵循一个人睡觉的习惯，岂不是一举两得么？如果气血衰微，如若不借助他人的热力就无法感到温暖，则非得像《王制》中所说的那般做不可了。

【原文】

《法藏碎金》[①]曰："还元[②]功夫，全在被中行之。择少女肥白无病者，晚间食以淡粥，擦齿漱口极净，与之同被而寝。至子后令其呼气，吸而咽之，再则令其舌抵上腭，俟舌下生津，接而咽之，真还元之秘也。"愚按：此说近采补[③]诡异之术，然《易·大过》之爻辞曰："枯杨生稊[④]。"谓老阳得少阴以滋长也，盖有此理，姑存之。《参同契》[⑤]有"铅汞丹鼎[⑥]"之说，惑世滋甚。或有以飞升之术[⑦]问程子，答曰："纵有之，只恐天上无着处。"

【注释】

①《法藏碎金》：共十卷，作者为北宋的晁迥。本书融会佛理，随笔记载，属于宗门语录之类。②还元：人恢复本来面目或事物恢复原状。此处指恢复、滋养元气。③采补：汲取他人元气、精血以补益己身。④枯杨生稊(tí)：原意指枯萎的杨树又长出了嫩芽。旧时比喻老人娶

少妻或喻老年得子。稊，通"荑"，植物的嫩芽。⑤《参同契》：《周易参同契》的简称，东汉魏伯阳所著，共三卷。这是一部用《周易》、黄老与炉火三者参合的道教修仙炼丹之作。⑥铅汞丹鼎：铅汞，指道家炼丹的两种原料——铅和汞。丹鼎：炼丹用的鼎。内丹是指以人体为鼎炉，精气神为药物，而在体内凝练结丹的修行方式。⑦飞升之术：得道成仙之术。

【译文】

《法藏碎金》里说："恢复、滋养元气的功夫全在被中进行，选择体态丰满白皙无病的少女，让她晚上喝清淡的粥，再擦齿漱口弄得极其干净，和她一起睡觉。子时后，老年人吸少女口呼出的气，然后咽下，再让少女的舌头抵着上腭，过一会儿舌头下会产生唾液，老年人接住少女的唾液，咽下去，这才是真正的恢复元气的秘诀。"我个人认为：这种说法和道家采阴补阳的怪异法术类似，然而《周易·大过》里的爻辞说："在枯萎的杨树上长出嫩芽。"正所谓老年人得少女就可以滋补，或许有这个道理，暂且存疑。《周易·参同契》"铅汞丹鼎"的说法蛊惑世人更严重。有人关于得道成仙之术问程子，程子说："即使有这种法术，天上恐怕也没有落脚的地方了吧！"

【原文】

熏笼只可熏香，若以暖被，火气太甚，当于欲寝时，先令人执炉，遍被中移动熨之，但破冷气，入寝已觉温暖如春。《西京杂记》曰："长安有巧工作熏炉，名被中香，外体圆，中为机环，使炉体常平，以此熏被至佳。"近亦有能仿而为之，名香球。《卫生经》[①]曰："热炉不得置头卧处，火气入脑，恐眩晕。"

【注释】

①《卫生经》：作者为三茅。三茅是道教茅山派的祖师，为汉代修道成仙的茅盈、茅固、茅衷三兄弟。

【译文】

熏笼只可以用来熏香，如果用它来温暖被子，火气过大，当快要就寝时，先令人手拿熏笼，在被中移动熨热，一旦破除了冷气，睡觉的时候便会觉得像春天一般温暖了。《西京杂记》里说："长安有一种巧匠做的名叫被中香的熏炉，这种熏炉外形圆润，中间有可使炉体永远平稳的环形的机关，这种熏炉用来熏被子最好。"近来名叫香球的熏炉就是仿此制作的。《卫生经》说："热炉不能放在睡觉的那头，不然火气入脑，会有眩晕的感觉。"

【原文】

有制大锡罐，热水注满，紧覆其口，彻夜纳诸被中，可以代炉，俗呼汤婆子。然终有湿气透漏，及于被褥则必及于体，暂用较胜于炉。黄山谷名以脚婆，明吴宽诗："穷冬相伴胜房空。"《博古图》：汉有温壶，为注汤温手足之器。与汤婆子同类。

【译文】

　　有人制作大锡罐，大锡罐里注满热水，把口紧紧地覆住，在被子里放一整夜，民间称其为汤婆子，可以代替熏炉。但是终究会有湿气透露，沾湿了被褥必然也会把身体弄湿，所以只有短时间使用才会比熏炉好。黄山谷把它叫作脚婆，明朝的吴宽有诗说："穷冬相伴胜房空。"《博古图》说：汉朝有一种暖壶，是在器具里注入热水用来温暖手脚的。这种东西与汤婆子相同。

【原文】

　　夏月大热时，裸体而卧，本无需被，夜半后汗收凉生，必备葛布单被覆之。葛布廓索①，不全着体，而仍可遮护，使勿少受凉，晨起倍觉精神爽健。

【注释】

　　①廓索：挺括，平整，不容易起皱，多用于形容衣服面料等。

【译文】

　　夏天很热的时候，裸着身子睡觉，本来是不需要被子的，但是后半夜出了汗生了凉，所以必须准备葛布单盖着。葛布较挺括，盖着不可能完全贴合身子，但又可以遮盖身体，使其不受凉，早晨起床后会觉得神清气爽、精神百倍。

褥

【原文】

　　稳卧必得厚褥。老人骨瘦体弱，尤须褥厚，必宜多备，渐冷渐加。每年以其一另易新絮，紧着身铺之，倍觉松软，挨次递易，则每年皆新絮褥着身矣。骆驼绒装褥，暖胜于常，但不易购。北地苦寒，有铺褥厚至盈尺者，须实木板床，卧之则软而能平，故往往以卧砖炕为适。

【译文】

　　想要睡得安稳必须用厚褥子。老年人身体瘦弱，尤其需要厚褥子，而且必须多备几床，随着天气渐渐变冷渐渐添加。每年都将其中的一床换成新絮，贴着身子，倍感轻松，依次更换，那么每年贴身的都是新褥子。用骆驼绒装褥，比平常的褥子更暖和，但是这样的褥子不容易买到。北方天气十分寒冷，有的人铺的褥子有一尺多厚，所以应该用实木板做的床，睡在床上才能又软又平整，因此常常睡砖炕更为舒适。

【原文】

　　司马温公①曰："刘恕②自洛阳归，无寒具，以貂褥假之。"凡皮皆可制褥，羊士谔③《皮褥》诗云："青毡持与藉，重锦④裁为饰。"谓以毡衬其底，以锦缘其边也，卧时以毛着身，方与絮褥异。有用藏氆氇⑤作褥面，或西绒⑥单铺褥面，被须俱用狭者，不然，褥弗着体，虽暖不觉。

【注释】

①司马温公：即司马光（1019—1086），字君实，号迂夫，陕州夏县涑水乡人，北宋政治家、文学家、史学家。②刘恕（1032—1078）：字道原，筠州（即今江西高安）人，以史学擅。他是《资治通鉴》副主编之一，三国至南北朝的历史由其分修。③羊士谔（约762—819）：唐泰山人，工诗。著集有《墨池编》《晁公武郡斋读书志》。④重锦：精美的丝织品⑤氆氇（pǔ lǔ）：一种可以用来做衣服、床毯等藏族人民手工生产的毛织品，举行仪礼时也作为礼物赠人。⑥西绒：西洋产的绒布。

【译文】

司马光说："刘恕从洛阳回来，没有遮寒的工具，我把貂皮制成的褥子借给了他。"皮都可以用来制成褥子，羊士谔《皮褥》诗说："青毡持与藉，重锦裁为饰。"这是说用青毡衬其底，用重锦缘装饰其边，睡觉的时候用有毛的那一面贴着身子，才能和棉絮褥子不一样。有的人用藏族的氆氇作褥面，还有的人用西绒单独铺褥面，用这两者时被子须窄一点，不然褥子不能贴着身体，即使温暖，也感觉不到。

【原文】

芦花一名蓬蒪①，可代絮作褥。《本草》曰性寒，以其禀清肃之气②多也。质轻扬，囊入褥，即平实称体。老年人于夏秋初卧之，颇能取益。亦有用以囊被者，元吴景奎③《咏芦花被》云："雁声仿佛潇湘夜，起坐俄惊月一床。"但囊被易于散乱，若蒙以丝锦，又虑其热，惟极薄装之，极密行之。

【注释】

①蓬蒪：芦苇的花。②清肃之气：秋天寒凉之气。③吴景奎（1292—1355）：字文可，元朝兰溪人。其所著《药房樵唱》三卷，附录一卷。

【译文】

芦花又叫蓬蒪，可以代替棉絮作褥子。《本草》里说芦花之所以性寒是因为其承受了许多秋天的寒凉之气。芦花质地轻扬，装入被褥里平实合体，老年人在夏天初秋时盖它，有不少好处。也有的人把芦花放在被子中，元朝吴景奎《咏芦花被》里说："雁声仿佛潇湘夜，起坐俄惊月一床。"但是如果把芦花装在被子里容易散乱，如果再蒙上一层丝锦，又担心会生热，只能装上极薄的一层，再用针极密地缝起来才行。

【原文】

阳光益人，且能发松诸物。褥久卧则实，隔两三宿，即就向阳处晒之，毋厌其频，被亦然。不特绵絮加松，终宵觉有余暖，受益确有明验。黄梅时，卧席尤宜频晒。《异苑》①云："五月勿晒荐席。"此不足据。范石湖②诗云："候晴先晒席。"惟长夏为忌，恐暑气伏于内，侵人不及觉。

【注释】

①《异苑》：南朝宋刘敬叔所编撰的志怪小说集。②范石湖：即南宋诗人范成大（1126—1193），字致能，号石湖居士，平江吴郡人。其诗题材广泛，以反映农村社会生活内容的作品成就最高，代表作是《四时田园杂兴》。他是南宋"中兴四大诗人"之一。

【译文】

阳光对人有好处，而且能使各种东西都变得蓬松。褥子睡久后就会变得很硬实，应该隔两三天就把褥子拿到向阳处去晒，不要厌烦太过频繁，被子也应该经常如此。晒过后不仅棉絮会加倍蓬松，即使盖着睡一晚上也依然觉得温暖。黄梅时节，睡觉的被子尤其应该经常晒。《异苑》里说："五月份的时候不应该晒垫子和席子。"这种说法没有足够的证据。范石湖有诗说："候晴先晒席。"只有长夏的时候不能晒席，担心暑气在席子内潜伏，在不知不觉中侵害人体。

【原文】

羸弱之躯，盛夏不能去褥而卧。或用麻皮搥熟，截作寸断，葛布为褥里面，以此实之，虽质松适体，其性微温，非受益之物。有刮竹皮曝干装褥，则凉血除热，胜于麻皮。又《本草》云："凡骨节痛，及疮疡不能着席卧者，用麸装褥卧之。"麸，麦皮也，性冷质软，并止汗，较之竹皮，受益均而备办易。且类而推之，用以囊枕，亦无不可。

【译文】

身体瘦弱的人，盛夏的时候不能撤去被子而睡觉。有人把麻皮捶热，截成一段一段的，用葛布做褥子的里子和面子。用这种麻皮填充褥子，虽然其质地松软适合身体，但是性微温，不是对身体有益的东西。有人刮下竹皮晒干后装进褥子里，竹皮有凉血祛除热气的作用，比麻皮好。《本草》又说："凡是有关节痛以及疮疡患者不能在席子上睡觉的人，可以睡在装有麸皮的褥子上。"麸皮，即麦皮，性凉，质地松软，有止汗的功效，与竹皮相比，益处相同但更容易备办。而且以此类推，用来填充枕头也是可以的。

【原文】

《四川邛州志》："其地产棕甚夥①，居民编以为荐。"《释名》曰："荐，所以自荐藉也。"无里面，无缘饰，蒲苇皆可制，棕荐尤松软而不烦热，夏月用之，不嫌任意加厚，以支瘦骨。曹植②《九咏》曰："茵荐兮兰席。"荐亦古所用者。

【注释】

①夥（huǒ）：多。②曹植（192—232）：字子建，沛国谯人，三国曹魏著名文学家，建安文学代表人物。

【译文】

《四川邛州志》里说："这个地方盛产棕树，当地的住民把它们编成垫子。"《释名》说："所谓荐，就是用来自垫的东西。"垫子没有里子和面子，也没有边

老老恒言

饰，蒲草、芦苇都可以当作制作的材料，松垫尤其松软耐热，夏天用它，可以随意加厚来支撑瘦弱的骨头。曹植的《九咏》说："厚厚的草垫啊兰草的席子。"由此可见古人也用垫子。

【原文】

《交广物产录》："高州①出纸褥，其厚寸许，以杵捣软，竟同囊絮。"老年于夏秋时卧之，可无烦热之弊。亦有以葛布数十层制褥者。

【注释】

①高州：广东省西南部茂名高州。

【译文】

《交广物产录》说："高州出产纸褥，有几寸厚，用杵捶软，竟然像装入了棉絮一般。"老年人在夏秋的时候睡在上面，没有烦热的缺点。也有人会用数十条的葛布制造褥子。

【原文】

褥底铺毡，可藉收湿。卧时热气下注，必有微湿，得毡以收之。有用油布单铺褥底，晨起揭褥，单上湿气，可证油布不能收湿也。《南华经》曰："民湿寝则腰疾偏死①。"此非湿寝，然每夜如是，受湿亦甚，必致疾。

【注释】

①偏死：半身不遂。

【译文】

在褥子底下铺毡子，可以借这种方法吸收湿气。睡觉的时候热气往下注，一定会微微地湿润，可以借由毡子吸收这湿气。有人会把油布单铺在褥子底下，早晨起床后揭开褥子，油布单上有湿气，这证明了油布不能吸收湿气。《南华经》说："人在湿润的地方睡觉会得腰病、半身不遂。"这虽然不是睡在湿润的地方，但是如果每晚都如此，受湿也是很严重的，必然会得病。

便器

【原文】

老年夜少寐，不免频起小便，便壶实为至要。制以瓷与锡，俱嫌取携颇重，惟铜可极薄为之，但质轻又易倾覆。式须边直底平，规圆而匾，即能平稳。

【译文】

老年人夜间睡觉的时候少，不免经常起来小便，于是便壶就显得很重要了。用瓷或锡制成的便壶，取和携都比较重，只有用铜制作的便壶很薄，但是便壶质量轻了又容易倾斜。样式一定要边直底平，周围是圆的且是扁形，这样就站得平稳了。

【原文】

大便用圊桶①，坐略久，即觉腰腿俱酸，坐低而无依倚故也。须将环椅于椅面开一孔，孔大小如桶，铺以絮垫，亦有孔如椅面，桶即承其下，坐既安然，并杜秽气。

【注释】

①圊（qīng）桶：便溺器。圊，厕所。

【译文】

大便时用便桶，坐的时间长了会觉得腰酸腿酸，这是因为坐得低又没有东西可以倚靠的缘故。所以应该在环椅的椅面上开一个孔，孔如桶般大小，再在上面铺上絮垫，絮垫上也有如椅面一般大小的孔，桶就放在下面，不仅坐得舒服，而且可以隔绝臭气。

【原文】

《山居清供》曰："截大竹整节，以制便壶。半边微削令平作底，底加以漆，更截小竹作口，提手亦用竹片黏连。又有择葫芦扁瓢，中灌桐油浸透，制同于竹。"此俱质轻而具朴野之意，似亦可取。再，大便用环椅如前式，下密镶板，另构斗室，着壁安置，壁后凿穴，作抽替承之，此非老年所必办。

【译文】

《山居清供》说："截取整节的大竹用来制作便壶。做法是将竹子的半边微微削平用来作底，底涂上油漆，再截取小竹用来作口，用黏接的竹片作提手。也有人选择葫芦扁瓢，中间灌上桐油浸透，制作方法和用竹子时一样。"这些都有质量轻便、简朴的优点，似乎也都可以用。另外，大便时使用的环椅如前面提到的做法，下面密密地镶上木板，另外构建一个小房，靠着墙放置，在墙后面凿一个洞，做一个抽屉承接住它，这不是老年人一定要办置的。

【原文】

《葆元录》①曰："饱则立小便，饥则坐小便，饱欲其通利，饥欲其收摄也。"愚谓小便惟取通利，坐以收摄之，亦非确论。至于冬夜，宜即于被中侧卧小便，既无起坐之劳，亦免冒寒之虑。

【注释】

①《葆元录》：作者为宋代道士陈显微。字宗道，号抱一子，淮阳人。

【译文】

《葆元录》说："吃饱的时候就站着小便，饥饿的时候就坐着小便，这是因为吃饱的时候需要通利，饥饿的时候需要收摄。"我认为小便只是为了通利，坐着小便是为了收摄并不是正确的论调。到冬天晚上的时候，应该睡在被子里侧着小便，既没有坐起来的麻烦，也没有忍受寒冷的顾虑。

老老恒言

【原文】

膀胱为肾之府，有下口，无上口，以气渗入而化，入气不化，则水归大肠，为泄泻。东坡《养身杂记》云："要长生，小便清；要长活，小便洁。"又《南华经》曰："道在屎溺①。"屎溺讵有道乎？良以二便皆由化而出，其为难化、易化、迟化、速化，在可知不可知之间，所谓藏府②不能言，故调摄之道，正以此验得失。

【注释】

①溺（niào）：排泄小便。②藏府：同"脏腑"，指人体的内脏器官。

【译文】

膀胱是肾的府，下边有口，上边没口，气渗入而化为尿液，如果气进入而不化为尿液，那么水就会进入大肠，变成泄泻。苏东坡的《养身杂记》里说："要想长生，小便要清；要想长活，小便要洁。"《南华经》里又说："道在屎溺。"屎和尿能有什么道呢？这是因为二便都是由变化而出的，在可知与不可知之间有难化、易化、迟化、速化等各种情况，正所谓脏腑自己不能说话，所以养生的道理正是用这种方法验证得与失的。

【原文】

《卫生经》曰："欲实脾，必疏膀胱。"愚谓利水固可实脾，然亦有水利而脾不实者，惟脾实则水无不利。其道维何？不过曰节食少饮，不饮尤妙。

【译文】

《卫生经》里说："要想实脾，一定要疏通膀胱。"我个人认为利水固然可以实脾，但是也有水利了但脾不实的人，只有脾实了水才能无所不利。怎样才能实脾呢？不外乎是节食少饮，不饮最好了。

【原文】

欲溺即溺，不可忍，亦不可努力，愈努力则愈数而少，肾气窒塞，或致癃①闭。孙思邈曰："忍小便，膝冷成痹②。"

【注释】

①癃（lóng）：小便的量少，点滴而出，指小便不通利之病。②痹：中医指由风、寒、湿等引起的肢体麻木或疼痛的病。

【译文】

想小便的时候就小便，不可以忍着，也不能用力去小便，越用力小便的数量越多而量却越少，会导致肾气堵塞或小便不通。孙思邈说："忍小便会导致膝盖冷而引起麻痹。"

【原文】

《元关真谛》曰："每卧时，舌抵腭，目视顶，提缩谷道①，即咽津一口，行数次然后卧，可愈频溺。"按：此亦导引一法。偶因频溺行之则可，若每卧时如是，反致涩滞。《内经》曰："通调水道。"言通必言调者，通而不调，与涩滞等。

【注释】

　　①谷道：即肛门。

【译文】

　　《元关真谛》说："每次睡觉时，舌头抵着上腭，目光看着头顶，每提缩一次肛门就咽下一口口水，这样做几次后就睡觉，可以治疗尿频。"按：这也是一种导引的方法。但是偶尔因为尿频做做还可以，如果每次睡觉的时候都这么做，反而会导致小便不顺畅。《内经》里说："疏通调理水道。"之所以说到疏通一定要提到调理，是因为只疏通而不调理，照样还是会引起小便不顺畅。

【原文】

　　或问通调之道如何？愚谓食少化速，则清浊易分，一也；薄滋味，无黏腻，则渗泄不滞，二也；食久然后饮，胃空虚则水不归脾，气达膀胱，三也；且饮必待渴，乘微燥以清化源①，则水以济火，下输倍捷，四也。所谓通调之道，如是而已。如是犹不通调，则为病，然病能如是通调，亦以渐可愈。

【注释】

　　①化源：中医学上指六气的生化之源，即脾胃。

【译文】

　　有的人会问用什么方法可以疏通调节水道？我认为吃少点，消化快点，那么清浊就容易分开，这是其一；吃清淡点，没有油腻的食物，那么就容易排泄而不黏滞，这是其二；吃久一点，然后喝水，胃里没有东西，那么水不会归于脾，气可以达到膀胱，这是其三；而且要等到渴了的时候才喝水，水乘微燥来清脾胃之热，那么水用来济火，大小便往下输送就会快捷很多，这是其四。所谓调通水道的方法，就是如此而已。如果这样水道还不能调通，就是病了，然而如果病了还能像这样调通水道，也可以逐渐痊愈。

【原文】

　　《悟真录》①曰："开眼而溺。"眼中黑睛属肾，开眼所以散肾火。又曰："紧咬齿而溺。"齿乃肾之骨，宣泄时俾其收敛，可以固齿。《诗·鲁颂》曰："黄发儿齿。"谓齿落复生也。此则天禀使然。养生家有固齿之法，无生齿之方，故齿最宜惜，凡坚硬物亦必慎。

【注释】

　　①《悟真录》：马钰著。马钰（1123—1183），原名从义，字宜甫，入道后更名钰，字玄宝，号丹阳子，世称马丹阳。山东宁海（今山东牟平）人。道教全真道道士，全真道第二任掌教。他与王重阳另外六位弟子合称为"北七真"。著有《洞玄金玉集》十卷。

【译文】

　　《悟真录》说："小便的时候睁开眼睛。"眼睛中的黑睛属肾，小便的时候睁开眼睛可以驱散肾火。又说："小便的时候咬紧牙齿。"牙齿是肾的骨，小便的时候使肾收敛，可以巩固牙齿。《诗经·鲁颂》说："黄发儿齿。"即说人老了牙齿掉落了还可以再生长出来。这是天性使他们这样做。养生之道里有巩固牙齿的方法，但是没有使牙齿生长的方法，所以最应该珍惜牙齿，凡是咬坚硬的东西时一定要慎重。

【原文】

肾气弱则真火①渐衰，便溏溺少，皆由于此。《菽园杂记》②曰："回回教门调养法，惟暖外肾③，夏不着单裤，夜则手握肾丸而卧。"愚谓手心通心窍，握肾丸以卧，有既济之功焉。尝畜猴，见其卧必口含外肾。《本草》谓："猴能引气，故寿。"手握肾丸，亦引气④之意。又有以川椒和绵裹肾丸，可治冷气入肾。

【注释】

①真火：这里是指命门之火。②《菽园杂记》：明代陆容著。其以博学卓识著称于世。与张泰、陆釴齐名，时号"娄东三凤"。此书共十五卷，是关于明代朝野掌故的史料笔记，多可与史相考证。书中不仅有关于作者故里太仓风俗的记载和考辨，还有明代浙江的银课数量、盐运情况等。③外肾：即睾丸。④引气：使人体血脉通和，精足神完。

【译文】

肾气弱则命门之火逐渐衰弱，便溏少尿都是因为这个原因。《菽园杂记》说："伊斯兰教的调养之法，只是温暖睾丸，夏天不穿单裤，夜晚则手握着睾丸睡觉。"我认为手心与心窍相通，握着睾丸睡觉，有水火既济的作用。我曾经养过猴子，经常看见其睡觉的时候一定用口含着睾丸。《本草》说："猴子能引气，所以能够长寿。"手中握着睾丸，也就是引气的意思。还有的人用川椒和丝棉包裹着睾丸，这样可以治疗冷气进入肾里。

【原文】

小便太清而频，则多寒；太赤而短，则多热；赤而浊，着地少顷，色如米泔者，则热甚矣。大便溏泄，其色或淡白，或深黄，亦寒热之辨；黑如膏者，则脾败矣。是当随时体察。

【译文】

小便太清而且频繁是多寒；太红而且短少是多热；不仅红而且浑浊，落在地上一会儿，颜色像米汁的是大热。大便溏泄，其颜色或淡白，或深黄，也可以依此辨别寒热；颜色黑如膏，则脾气衰败。大便小便，应该随时观察体会。

【原文】

每大便后，进食少许，所以济其气乏也。如饱后即大便，进汤饮以和其气，或就榻暂眠，气定即起。按：《养生汇论》有擦摩脐腹及诸穴者，若无故频行之，气内动而不循常道，反足致疾。予目见屡矣，概不录。

【译文】

每次大便后，吃一点食物，用来补气乏。如果吃饱后立即大便，可以喝点汤来调和其气，或者在榻上短暂睡眠，等气定后再起来。按：《养生汇论》里有按摩脐腹和各个穴位的方法，如果没有缘由地频繁这么做，会导致气内动而不遵循常道，反而会引起疾病。我曾多次亲眼见到这样的事情发生，所以这些方法就不一一论述了。

【原文】

《六砚斋三笔》[1]曰："养生须禁大便泄气。值腹中发动，用意坚忍，十日半月，不容走泄，久之气亦定。此气乃谷神[2]所生，与真气为联属，留之则真气得其协助而日壮。"愚谓频泄诚耗气，强忍则大肠火郁。孙思邈曰："忍大便，成气痔[3]。"况忍愈久，便愈难，便时必致努力，反足伤气。总之，养生之道，惟贵自然，不可纤毫着意，知此思过半[4]矣!《黄庭经》[5]曰："物有自然事不烦，垂拱[6]无为心自安。"《道德经》曰："地法天，天法道，道法自然。"

【注释】

①《六砚斋三笔》：李日华著。李日华（1565—1635），明代官员、书画家。②谷神：五脏之神。③气痔：病名。指因情绪因素而发之痔者。④思过半：领悟了大部分。⑤《黄庭经》：作者及成书年代不详。道教上清派的重要经典，认为人体各处都有神仙，介绍了许多存思观想的方法，首次提出三丹田的理论。⑥垂拱：垂衣拱手，形容置身事外。

【译文】

《六砚斋三笔》里说："养生须禁止大便泄气。当腹中发作，想大便之时，用坚强的意志忍住，十天半月，不让大便泄泻，时间久了气就定了。这气是五脏之神所生的，与元气相关联，留下它可以使真气得到协助，而使身体日渐健壮。"我认为经常大便的确耗费精气，但强忍着会使大肠积郁火气。孙思邈说："忍大便，得气痔之病。"何况忍得越久，大便的时候就越难，一定会鼓足力气，反而会伤气。总而言之，养生之道，贵在顺其自然，不可以有丝毫的刻意造作，明白了这一点，养生之道也就领悟了大半。《黄庭经》说："万事万物都有自然规律，不烦干预造作，垂衣拱手，无为自安。"《道德经》说："地效法天道，天效法大道，大道效法自然。"

卷五

粥谱说

【原文】

予著是书于客岁[1]，病余以此为消遣。时气怯[2]体羸，加意作调养法。有出诸臆见者，有本诸前人者，有得诸听闻者，酌而录之，即循而行之。讫今秋，精力始渐可支。大抵病后欲冀复元，少年以日计，中年以月计，至老年则以岁计。汲汲求其效，无妙术也。兹书四卷，以次就竣，因以身自体验者，随笔录记。另有《粥谱》，又属冬初续著，附于末，为第五卷。

【注释】

①客岁：去年。②气怯：指由于胆气虚怯出现的惊慌诸症，如气短、心烦、失眠、口苦、恶心、惊悸不安。因中气不足，脾虚生痰，或痰湿挟热，阻碍胆汁疏泄和肝气生发所致。治疗的方法为补气安神。

【译文】

我是从去年开始写这本书的，作为患病时候的消遣。当时身体羸弱，有意撰写调养身体的方法。有的方法出于臆测之见，有的方法是听取前人所说，有的是亲耳所闻之得，斟酌之后，记录下来，随即按照所记录的去做。到了今年秋天，精力渐渐开始可以支配。大抵病后想要复原，年轻人以日计算，中年人以月计算，到了老年人就要以年计算了。急急忙忙地追求速效，并没有什么奇异妙术。本书共四卷，已陆续创作完，因此自己亲身体验过，随笔记录。另有《粥谱》，是在初冬的时候续写的，放在最后，作为第五卷。

【原文】

粥能益人，老年尤宜，前卷屡及之，皆不过略举其概，未获明析其方。考之轩岐家①与养生家书，煮粥之方甚夥，惟是方不一例，本有轻清重浊之殊，载于书者，未免散见而杂出。窃意粥乃日用常供，借诸方以为调养，专取适口，或偶资治疾，入口违宜，似又未可尽废。不经汇录而分别之，查检既嫌少便，亦老年调治之缺书也。爰撰为谱，先择米，次择水，次火候，次食候。不论调养治疾功力深浅之不同，第取气味轻清、香美适口者为上品，少逊者为中品，重浊者为下品，准以成数，共录百种，削其入口违宜之已甚者而已。方本前人，乃已试之良法。注明出自何书，以为征信，更详兼治。方有定而治无定，治法亦可变通。内有窃据鄙意参入数方，则惟务有益而兼适于口，聊备老年之调治。若夫推而广之，凡食品药品中，堪加入粥者尚多，酌宜而用，胡不可自我作古②耶？更有待夫后之明此理者。

【注释】

①轩岐家：指医药家。轩岐是黄帝轩辕氏与大臣岐伯的并称，他们是中国医药的始姐。
②自我作古：自己创造，指不沿袭前人。作古，创始。

【译文】

粥能补益人，对老年人的益处尤大，前几卷里经常提到这点，但都不过是简单地说了个大概，没有详细地说明煮粥的方法。参考医药家和养生家的书，煮粥的方法有很多，只是方法没有一例是相同的，煮的粥本来就会有轻清重浊的区别，记载在书里，未免散乱。我认为粥是日常生活中经常会吃的食物，用各种粥方来调养身体，只取适合自己口味的，有的偶尔用来治疗疾病，即使不对胃口，似乎又不可以不去服用。如果没有经过汇编入就分门别录，检查起来既嫌不方便，也是老年人调养所缺少的书。于是编撰成粥谱，先选择米，然后选择水，再次是调节火候，最后是服用的时间。不论调养治疗疾病功效强弱的区别，只认为气味清淡、香甜可口的是上品，稍差一点的为中品，很浑浊的是下品，以整数为准，一共记录100种，只是删减掉不合自己口味的粥种而已。这里所选择的粥品都来自前人，都是我已经试验过了的良方。标明出自哪本书，是为了方便人们考核证实，同时详细地了解它的兼治之法。粥方的内容是固定的，但是治疗的疾病不是固定的，方法是可以变通的。这里面有几个根据我自己的想法加入的几个粥方，只是几个对身体有益、对口的味道，姑且作为老年人调养的备选。如果把这种方法推而广之的话，凡是食品和药品，有很多可以加入到粥里的，可以挑选着使用，为什么不从自己开始尝试呢？更有待于后来明白这些道理的人来做了。

【原文】

　　米用粳，以香稻为最，晚稻性软，亦可取，早稻次之，陈廪米则欠腻滑矣。秋谷新凿者香气足，脱谷久，渐有故气，须以谷悬通风处，随时凿用；或用炒白米，或用焦锅巴，腻滑不足，香燥之气，能去湿开胃。《本草纲目》云："粳米①、籼米②、粟米、粱米粥，利小便，止烦渴，养脾胃；糯米、秫米③、黍米粥，益气，治虚寒泻痢吐逆。"至若所载各方，有米以为之主，峻厉者可缓其力，和平者能倍其功，此粥之所以妙而神与？

【注释】

　　①粳（jīng）米：粳稻的种仁，又称大米。是稻米中谷粒较短圆、黏性较强、胀性小的品种。其味甘淡，其性平和。②籼（xiān）米：籼米系用籼型非糯性稻谷制成的米。米粒细长形或长椭圆形，黏性较小，米质较脆，横断面呈扁圆形，颜色白色透明的较多，也有半透明和不透明的。③秫（shú）米：黏性的粱米或粟米。

【译文】

　　用来煮粥的米用粳米，香稻最合适，晚稻性软，也可以用，早稻就稍差一些，陈廪米缺乏腻滑感。秋天新舂的稻谷的香气最充足，舂完后放置的时间久了，渐渐地就会有陈旧的味道，必须把稻谷悬挂在通风处，随时需要吃的时候随时去舂；或者炒白米，或用焦锅巴，这两者的腻滑感都不足，但是香燥之气有去湿开胃的功效。《本草纲目》里说："粳米、籼米、粟米、粱米粥，利小便，止烦渴，养脾胃；糯米、秫米、黍米粥，益气，治虚寒泻痢吐逆。"至今为止书中所记载的各种药方中，米作为主要的成分，药效强劲的药物可以缓和药力，药效平和的可以使药效的功力加深，这或许就是粥之所以神奇奥妙的地方吧？

【原文】

　　水类不一，取煮失宜，能使粥味俱变。初春值雨，此水乃春阳生发之气，最为有益。梅雨湿热熏蒸，人感其气则病，物感其气则霉，不可用之明验也。夏秋淫雨为潦，水郁深而发骤，昌黎诗："洪潦无根源，朝灌夕已除。"或谓利热不助湿气，窃恐未然。腊雪水甘寒解毒，疗时疫；春雪水生虫易败，不堪用。此外，长流水四时俱宜，山泉随地异性，池沼止水有毒。井水清冽，平旦第一汲，为井华水，天一真气^①，浮于水面也，以之煮粥，不假他物，其色天然微绿，味添香美，亦颇异凡。缸贮水，以朱砂块沉缸底，能解百毒，并令人寿。

【注释】

①天一真气：这里指化生水的真气。《尚书大传·五行传》："天一生水。"

【译文】

水的种类各不相同，选择煮粥的水不适宜，能使粥的味道完全改变。初春的时候下雨，这时候的水是春阳生发之气形成的，对人体最好。梅雨时节湿热熏蒸，人体感染到这股气就会生病，物品感染到这股气就会发霉，这种水不可以用来煮粥，这都是经过验证了的。夏秋时节的暴雨为潦雨，水都结得不仅深，而且下得突然，韩愈有诗说："洪潦无根源，朝灌夕已除。"有人说潦水有利于祛除热气但不利于助长湿气，我认为并不是这样。腊月里的雪水甘寒解毒，能治疗一时流行的瘟疫；春天的雪水容易生长虫子也容易腐败，不能用。另外，一直流动的水四季都可以用，山泉随着山地的地理位置不同而性质不同，池沼里的水不流动，有毒。井里的水清冽，早晨井里的第一桶水是井华水，是化生水的真气，漂浮在水的表面，用这种水来煮粥，不用借助其他的东西，粥的颜色是自然的微绿色，味道香美，和一般的水煮的粥不同。用水缸储存水，把朱砂块沉在水底，能解上百种毒，而且能使人长寿。

【原文】

煮粥以成糜为度，火候未到，气味不足，火候太过，气味遂减。火以桑柴为妙。《抱朴子》曰："一切药不得桑煎不服。"桑乃箕星^①之精，能除风助药力。枥炭火性紧，粥须煮不停沸，则紧火亦得。煮时先煮水，以杓扬之数十次，候沸数十次，然后下米，使性动荡，则输运捷。煮必瓷罐，勿用铜锡。有以瓷瓶入灶内砻^②糠稻草煨之，火候必致失度，无取。

【注释】

①箕星：即二十八宿之一的扫帚星。俗传扫帚星出现是不祥的预兆。②砻（lóng）糠：稻谷碾磨后脱下的外壳。

【译文】

煮粥的度是烂熟，火候没有到，气味就不够足，火候太过了，气味就减弱了。桑柴用来烧火最好。《抱朴子》说："一切药物若不是用桑柴煎熬的，就不服用。"桑树是由箕星的精气形成的，有祛除风邪、助药力的功效。枥炭火性紧，煮

老老恒言

粥应该沸而不停，那么紧火也是可以的。煮粥之前先煮水，用勺子扬水数十次，等待它煮沸数十次，然后放入米，使得水性动荡，则比较有利于人体消化和吸收。一定要用瓷罐煮粥，千万别用铜锡制成的罐。有人把瓷瓶放入灶内，用稻糠稻草来煮粥，火候一定会失度，这种方法不可用。

【原文】

老年有竟日食粥，不计顿，饥即食，亦能体强健，享大寿，此又在常格外。就调养而论，粥宜空心食，或作晚餐亦可，但勿再食他物，加于食粥后。食勿过饱，虽无虑停滞，少觉胀，胃即受伤。食宁过热，即致微汗，亦足通利血脉。食时勿以他物侑食，恐不能专收其益；不获已，但使咸味沾唇，少解其淡可也。

【译文】

老年人整日喝粥，不计顿数，饿了就吃，也能够强身健体，益寿延年，这恐怕又在情理之外。就调养身体而言，应该空腹食粥，或者作为晚餐食用，但是喝粥之后就不要再吃别的食物了。不要吃得太饱，虽然没有停滞不消化的危险，但是感觉胃胀了，就会对胃有所伤害。食粥热一点没关系，即使食粥后微微出汗，也有利于通利血脉。食粥时不要吃别的东西，否则就不能独收食粥的好处了。如果觉得味道太淡，令咸味沾唇，缓解淡味就可以了。

上品三十六

【原文】

莲肉粥[1]　《圣惠方》[2]："补中强志[3]。"按：兼养神益脾固精，除百疾。去皮心，用鲜者煮粥更佳。干者如经火焙，肉即僵，煮不能烂，或磨粉加入。湘莲胜建莲[4]，皮薄而肉实。

【注释】

[1]莲肉：去心的莲子。[2]《圣惠方》：即《太平圣惠方》。官修中医方剂著作，北宋王怀隐等撰。[3]补中强志：增强脾胃和肾的功能。中，中焦脾胃。志，指肾，肾藏志。[4]建莲：产于福建省建宁县。系金铙山红花莲与白花莲的天然杂交种，经建宁世代莲农人工栽培、精心选育保存下来的优良品种，历史上建莲被誉为"莲中极品"。

【译文】

莲肉粥　《圣惠方》中记载："补益脾胃和肾脏。"按：还能养心神，益脾胃，固精血，能治疗多种疾病。将莲子去皮去心，用新鲜的莲肉煮粥效果更好。干莲肉如果在火上烘烤过，肉质就变得僵硬了，煮粥的时候不能煮烂，可以把干莲肉研磨成粉加入粥中熬煮。湘莲比建莲好，湘莲皮薄，肉质紧实。

【原文】

藕粥　慈山[1]参入。治热渴，止泄，开胃消食，散留血，久服令人心欢。磨粉调食，味极淡，切片煮粥，甘而且香。凡物制法异，能移其气味，类如此。

【注释】

①慈山：作者号慈山居士，这里表示自称。

【译文】

藕粥　我自己研究出来的，录入书中。治疗发热干渴，止泄，开胃消食，散淤血，长时间服用能使人心情愉快。将藕磨成粉放入粥中食用，味道非常清淡，将藕切成片煮粥，喝起来甘甜味美。凡是同一种食物的做法不同，就能改变它的气味，大都如此。

【原文】

荷鼻粥　慈山参入。荷鼻即叶蒂，生发元气，助脾胃，止渴、止痢、固精。连茎叶用亦可。色青形仰，其中空，得《震》卦之象①。《珍珠囊》②："煎汤烧饭，和药，治脾。"以之煮粥，香清佳绝。

【注释】

①《震》卦之象：八卦之一。②《珍珠囊》：1186年，张元素编著，本书一卷，药一百味。对药物的气味、升降浮沉、归经、补泻，均有所述。

【译文】

荷鼻粥　我自己研究出来的，录入书中。荷鼻就是荷花的叶蒂，它可以生发元气，补益脾胃，止渴、止痢、固精。也可以连茎叶一同食用。颜色为青，形状向上长，中间空心，对应《震》卦的象征。《珍珠囊》中记载："荷叶可以煎汤烧饭，用以调和药效，治疗脾胃疾病。"用荷叶煮粥，味道非常香美清淡。

【原文】

芡实①粥　《汤液本草》②："益精强志，聪耳明目。"按：兼治湿痹、腰脊膝痛、小便不禁、遗精白浊③。有粳、糯二种，性同，入粥俱需烂煮，鲜者佳，扬雄《方言》④曰："南楚⑤谓之鸡头。"

【注释】

①芡实：中药材，别名鸡头米、鸡头莲、刺莲藕等，为睡莲科植物芡的干燥成熟种仁，有收敛固精等功效。②《汤液本草》：元代王好古撰写的一部药学著作。共三卷，刊于1289年。③白浊：中医指淋病。患者尿道发炎，化脓，尿呈乳白色。④扬雄《方言》：全称《辅轩使者绝代语释别国方言》，西汉扬雄著，是中国也是世界上第一部方言比较词汇集，共十三卷，总汇了从先秦至汉代两个时代的方言。⑤南楚：古地区名。

【译文】

芡实粥　《汤液本草》中记载："芡实可以补益肾精，增加记忆力，使人耳聪目明。"按：也可以治疗湿痹，腰痛，以及脊椎和膝盖的疼痛，小便失禁，遗精白浊。芡实分为粳、糯两种，性质相同，加入粥里煮的时候都需要煮烂，新鲜的味道更好。扬雄在《方言》里说："南楚将芡实叫作鸡头。"

【原文】

薏苡①粥 《广济方》②："治久风湿痹。"又《三福丹书》："补脾益胃。"按：兼治筋急拘挛，理脚气，消水肿。张师正《倦游录》③云："辛稼轩④患疝，用薏珠东壁土⑤炒服即愈。"乃上品养心药。

【注释】

①薏苡：指薏苡仁，是常用的中药，又是人们常吃的食物。②《广济方》：又名《开元广济方》，是由唐玄宗李隆基于开元十一年（723）九月主持编纂的一部医方著作。共五卷，总计五百八十六方。③《倦游录》：又名《卷游杂录》，共八卷，为宋人张师正著作，但《文献通考》王俅以为是魏泰假借其名伪作。④辛稼轩：辛弃疾（1140—1207），南宋词人。原字坦夫，改字幼安，别号稼轩，作品集有《稼轩长短句》。⑤东壁土：古旧房屋东边墙上的土，外表美观，叫东壁土。味甘，性温，无毒，可入药。

【译文】

薏苡粥 《广济方》记载："薏苡仁治疗长时间的风湿痹症。"《三福丹书》又载："薏苡仁补益脾胃。"按：还可以治疗筋急拘挛，治脚气，消除水肿。张师正在《倦游录》中说："辛弃疾得了疝气病，用薏苡仁和东壁土一同炒熟服下，马上痊愈。"薏苡仁是补养心脏的上等药。

【原文】

扁豆粥 《延年秘旨》："和中补五藏。"按：兼消暑除湿解毒，久服发不白。荚有青紫二色，皮有黑、白、赤、斑四色，白者温，黑者冷，赤、斑者平。入粥去皮，用干者佳，鲜者味少淡。

【译文】

扁豆粥 《延年秘旨》记载："扁豆调和中焦，补养五脏。"按：也可以消暑除湿解毒，长久食用扁豆，头发不白。扁豆荚有青色和紫色，豆皮有黑、白、赤、斑四种颜色。白皮的性温，黑皮的性凉，红皮和斑皮的性平。扁豆去皮放入粥里煮，用干扁豆更好，而新鲜的味道比较淡。

【原文】

御米粥 《开宝本草》①："治丹石发动，不下饮食。和竹沥②入粥。"按：即罂粟子。《花谱》③名丽春花。兼行风气，逐邪热，治反胃、痰滞、泻痢，润燥固精。水研滤浆入粥，极香滑。

【注释】

①《开宝本草》：宋开宝六年（973），刘翰、马志等九人取《新修本草》《蜀本草》加以详校，参以《本草拾遗》编著而成，共计二十卷。名曰《开宝新详定本草》。②竹沥：竹子经加工后提取的汁液，是一种无毒无副作用，集药、食两用的天然饮品。主要用作化痰止咳平喘。③《花谱》：宋游默斋著。

【译文】

御米粥 《开宝本草》记载："可治疗由服用丹砂引发的疾病，吃不下东西。

和竹沥一起煮粥。"按：御米就是罂粟的种子。《花谱》里将其称作丽春花。御米还可以舒散风邪，驱逐热邪，治疗反胃、痰食积滞、泻痢，润燥固精。将御米加水研磨，过滤取出浆液加入粥里熬煮，口感非常香滑。

【原文】

姜粥　《本草纲目》："温中，辟恶气。"又《手集方》[①]："捣汁煮粥，治反胃。"按：兼散风寒，通神明，取效甚多。《朱子语录》[②]有"秋姜天人天年"之语，治疾勿泥。《春秋运斗枢》曰："璇星[③]散而为姜。"

【注释】

①《手集方》：又名《李绛兵部手集方》《薛弘庆兵部手集方》。为唐代兵部尚书李绛传世方，薛弘庆整理编著，共三卷。②《朱子语录》：朱熹的语录，在其去世后由门人弟子编撰而成。③璇星：亦作"璿星""琁星"。星名。北斗第二星。

【译文】

姜粥　《本草纲目》中记载："温补脾胃，驱散邪气。"另外《手集方》也记载："将生姜捣汁煮粥，治疗反胃。"按：生姜还能散风寒，通神明，取得的效果非常好。《朱子语录》里有"秋天的姜损耗人的寿命"之说，但是治疗疾病时不要拘泥于这种说法。《春秋运斗枢》里说："璇星散而为姜。"

【原文】

香稻叶粥　慈山参入。按：各方书俱烧灰淋汁用，惟《摘元妙方》："糯稻叶煎，露一宿，治白浊。"《纲目》谓"气味辛热"，恐未然。以之煮粥，味薄而香清，薄能利水，香能开胃。

【译文】

香稻叶粥　我自己研究出来的，录入书中。按：在各种方书中，稻叶都被烧成灰调汁使用，只有《摘元妙方》里记载："糯稻叶加水煎汤，将汤汁露天放置一晚，可以治疗白浊。"《本草纲目》说"稻叶气味辛热"，恐怕不是这样。用稻叶煮粥，味道淡香味清，淡味能利水，香味能开胃。

【原文】

丝瓜叶粥　慈山参入。丝瓜性清寒，除热利肠，凉血解毒。叶性相类。瓜长而细，名马鞭瓜，其叶不堪用。瓜短而肥，名丁香瓜，其叶煮粥香美。拭去毛，或姜汁洗。

【译文】

丝瓜叶粥　我自己研究出来的，录入书中。丝瓜性味清寒，清热利肠，凉血解毒。丝瓜叶的性味与丝瓜相同。瓜形又长又细的，叫马鞭瓜，这种丝瓜的叶子不能用。瓜形又短又粗的，叫丁香瓜，这种丝瓜的叶子煮粥非常美味。食用时将外面的毛擦掉，或者用姜汁洗去。

【原文】

桑芽粥　《山居清供》："止渴明目。"按：兼利五藏，通关节，治劳热，止汗。《字说》①云："桑为东方神木。"煮粥用初生细芽，苞含未吐者，气香而味甘。《吴地志》②："焙干代茶，生津清肝火。"

【注释】

①《字说》：北宋王安石所撰，共二十卷。②《吴地志》：唐代陆广微撰，记录古国吴地之事。

【译文】

桑芽粥　《山居清供》记载："桑芽止渴明目。"按：还能通利五脏，疏通关节，治疗五劳虚热，止汗。《字说》记载："桑树是东方的神木。"煮粥用刚长出来的新嫩桑芽，芽苞还没有开放的，气味清香，味道甜美。《吴地志》里说："将桑芽烘干，泡水代茶饮，能生津清肝火。"

【原文】

胡桃粥　《海上方》①："治阳虚腰痛，石淋②五痔。"按：兼润肌肤，黑须发，利小便，止寒嗽，温肺润肠。去皮研膏，水搅滤汁，米熟后加入，多煮生油气。或加杜仲、茴香，治腰痛。

【注释】

①《海上方》：又名《海上名方》《海上仙方》《孙真人海上方》，共一卷。托名唐代孙思邈撰（据《郑堂读书记》记载，当为宋代钱竽撰）。书中列常见一百二十余种病症的单验方，每病编成七言歌诀，便于习诵。②石淋：病名，又称砂淋、沙石淋。症见小便涩痛，尿出砂石。多因下焦积热，煎熬水液所致。

【译文】

胡桃粥　《海上方》记载："胡桃治疗阳虚腰痛，石淋五痔。"按：还可以滋润肌肤，使须发乌黑，通利小便，止寒嗽，温肺润肠。将胡桃去皮捣成膏状，加水搅拌再过滤取汁，米熟了之后加入粥里，煮的时间长了会产生油气。或者加入杜仲、茴香，可以治疗腰痛。

【原文】

杏仁粥　《食医心镜》①："治五痔下血。"按：兼治风热咳嗽，润燥。出关西者名巴旦，味甘尤美。去皮尖，水研滤汁，煮粥微加冰糖。《野人闲话》②云："每日晨起，以七枚细嚼，益老人。"

【注释】

①《食医心镜》：唐代昝殷（约797—859）著。昝氏精医理，擅长产科，通晓药物学，对摄生、食疗也颇有研究。②《野人闲话》：杂事小说集，宋代景焕撰。景焕，生卒年不详，号玉垒山人、玉垒山闲吟牧竖，成都人，曾为壁州白石县令。

【译文】

杏仁粥　《食医心镜》记载："杏仁治疗五痔下血。"按：兼治风热咳嗽，润燥。产自关西的杏仁叫巴旦，味道甘甜，特别香美。去掉皮尖，加水研磨，过滤取汁，煮粥时稍微加入一点冰糖。《野人闲话》里说："每天早晨起来后，细嚼七枚杏仁，对老年人身体有好处。"

【原文】

胡麻粥　《锦囊秘录》[1]："养肺，耐饥耐渴。"按：胡麻即芝麻。《广雅》[2]名藤宏。坚筋骨，明耳目，止心惊，治百病。乌色者名巨胜，仙经所重。栗色者香却过之。炒研加水，滤汁入粥。

【注释】

①《锦囊秘录》：又名《冯氏锦囊》。医学丛书，五十卷，清代冯兆张撰于1694年。②《广雅》：我国最早的一部百科词典，收字一万八千一百五十个，是仿照《尔雅》体裁编纂的一部训诂学汇编，相当于《尔雅》的续篇。

【译文】

胡麻粥　《锦囊秘录》记载："胡麻养肺，耐饥耐渴。"按：胡麻就是芝麻。《广雅》里叫作藤宏。它可以强健筋骨，明目聪耳，止心惊，治百病。乌黑色的叫作巨胜，被道家经典看重。栗色的胡麻比乌黑色的香，炒熟后研磨，加水过滤，取滤过的汁液加入粥里。

【原文】

松仁粥　《纲目》方："润心肺，调大肠。"按：兼治骨节风，散水气、寒气，肥五藏，温肠胃。取洁白者，研膏入粥。色微黄，即有油气，不堪用。《列仙传》[1]云："偓佺[2]好食松实，体毛数寸。"

【注释】

①《列仙传》：我国最早且较有系统地叙述神仙事迹的著作。②偓佺（wò quán）：传说中的仙人。

【译文】

松仁粥　《本草纲目》里的方子："杏仁润心肺，调理大肠。"按：也治疗骨节风，散水气、寒气，补益五脏，温养肠胃。选取洁白的松仁，捣成膏状加入粥里。色泽微黄的松仁含有油气，不能用。《列仙传》记载："偓佺喜欢吃松实，体毛有数寸之长。"

【原文】

菊苗粥　《天宝单方》[1]："清头目。"按：兼除胸中烦热，去风眩，安肠胃。《花谱》曰："茎紫，其叶味甘者可食，苦者名苦薏，不可用。苗乃发生之气聚于上，故尤以清头目有效。"

【注释】

①《天宝单方》：即唐《天宝单方图》。

【译文】

菊苗粥　《天宝单方》记载："菊苗清脑明目。"按：还能消除胸中烦热，去除风眩，安和肠胃。《花谱》里说："菊苗的茎是紫色的，叶子味道甘甜的可以食用，味苦的叫作苦薏，不能食用。苗是植物的生发之气汇聚的最上部，所以对清脑明目尤其有效。"

菊花粥　慈山参入。养肝血,悦颜色,清风眩,除热解渴,明目。其种以百计。《花谱》曰:"野生单瓣,色白开小花者良,黄者次之。"点茶①亦佳。煮粥去蒂,晒干磨粉和入。

【注释】

①点茶:即泡茶。

【译文】

菊花粥　我自己研究出来的,录入书中。菊花养肝血,美容养颜,祛除风眩,除热解渴,明目。它的种类有数百种。《花谱》里说:"野生的菊花中,单瓣,开白色小花的较好,开黄花的次之。"用菊花泡茶也很好。煮粥的时候去掉花蒂,晒干研磨成粉加入粥里。

【原文】

梅花粥　《采珍集》①:"绿萼花瓣,雪水煮粥,解热毒。"按:兼治诸疮毒。梅花凌寒而绽,将春而芳,得造物生气之先。香带辣性,非纯寒。粥熟加入,略沸。《埤雅》②曰:"梅入北方变杏。"

【注释】

①《采珍集》:又名《留青采珍集》,十二卷,清代陈枚(?—1864)著。②《埤雅》:训诂书。宋代陆佃(1042—1102)作。陆佃,字农师,越州山阴人。本书共二十卷,专门解释名物,是《尔雅》的补充,所以又称为《埤雅》。

【译文】

梅花粥　《采珍集》记载:"取绿色的花萼和白色的花瓣,用雪水煮粥,可以治疗热毒。"按:兼治各种疮毒。梅花在寒冷的气候里绽放,春天临近的时候散发芳香,最先获得大自然的生发之气。梅花的花香带有辛辣之性,不是纯寒之物。粥熟的时候加入,稍微煮沸片刻。《埤雅》里说:"梅花到了北方就变成了杏。"

【原文】

佛手柑　《宦游日札》:"闽人以佛手柑作菹,并煮粥,香清开胃。"按:其皮辛,其肉甘而微苦。甘可和中,辛可顺气,治心胃痛宜之,陈者尤良。入粥用鲜者,勿久煮。

【译文】

佛手柑　《宦游日札》记载:"福建人将佛手柑做成腌菜,而且也用来煮粥,清香开胃。"按:佛手柑的皮味辛,肉甜而微苦。甜味可以调和脾胃,辛味可以顺气,治疗心痛和胃痛很合适,存放时间长的效果好。煮粥用新鲜的佛手柑,不要煮太长时间。

【原文】

百合粥　《纲目》方:"润肺调中①。"按:兼治热咳、脚气。稽含

《草木状》②云："花白叶阔为百合，花红叶尖为卷丹，卷丹不入药。"窃意花叶虽异，形相类而味不相远，性非迥别。

【注释】

①调中：中医用语，调和中焦阻塞。②《草木状》：全称《南方草木状》。此书记载生长在我国广东、广西等地以及越南的植物。

【译文】

百合粥　《本草纲目》里的方子："百合润肺，调和中焦阻塞。"按：也治疗热咳、脚气。嵇含在《草木状》里说："花为白色，叶子宽阔的是百合，花为红色，叶子尖尖的是卷丹，卷丹不能入药。"我认为花和叶虽然不容，形状相似而且味道差不多，药性不会完全不一样。

【原文】

砂仁粥　《十便良方》①："治沤吐，腹中虚痛。"按：兼治上气咳逆胀痞②，醒脾，通滞气，散寒饮，温肾肝。炒去翳，研末点入粥。其性润燥。韩懋《医通》③曰："肾恶燥，以辛润之。"

【注释】

①《十便良方》：方书。又名《备全古今十全良方》《新编近时十便良方》。南宋代郭坦撰于庆元元年（1195）。原刊四十卷，仅残存二十七卷。②上气：即肺气上逆。痞：中医指胸腹间气机阻塞不舒的一种自觉症状，有的仅有胀满的感觉，称"痞块""痞积"。③《医通》：综合性医书，共两卷。

【译文】

砂仁粥　《十便良方》记载："治疗呕吐，腹中虚痛。"按：兼治肺气上逆、咳嗽、胀痞，能够醒脾，疏通滞气，散寒饮，温补肾肝。去掉表皮炒熟，磨成粉末加入粥里。煮成的粥可以润燥。韩懋在《医通》里说："肾脏厌恶干燥，用辛味的东西滋润它。"

【原文】

五加芽粥　《家宝方》①："明目止渴。"按：《本草》："五加根皮效颇多。"又云："其叶为蔬，去皮肤风湿。嫩芽焙干代茶，清咽喉。作粥，色碧香清，效同。"《巴蜀异物志》②名文章草。

【注释】

①《家宝方》：医方著作。又名《卫生家宝方》《卫生家宝》，六卷，另有卷首一卷。宋朱端章辑，徐安国补订。本书为作者历年所收集和试用效方的汇编。②《巴蜀异物志》：三国蜀谯周撰。

【译文】

五加芽粥　《家宝方》记载："明目止渴。"按：《本草纲目》里说："五加的根和皮功效很多。"又说："它的叶子作为蔬菜来食用，可以祛除皮肤表面的风湿，嫩芽烘干代茶饮，有清咽利喉之功。用来煮粥，颜色碧绿，味道清香，功效都

老老恒言

相同。"《巴蜀异物志》叫它文章草。

【原文】

枸杞叶粥 《传信方》^①："治五劳^②七伤^③，豉汁和米煮。"按：兼治上焦^④客热、周痹风湿，明目安神。味甘气凉，与根皮及子性少别。《笔谈》^⑤云："陕西极边生者大合抱，摘叶代茶。"

【注释】

①《传信方》：医书名。唐代刘禹锡撰于818年。②五劳：久视、久卧、久坐、久立、久行五种过度劳累而致病的因素的合称。③七伤：食伤、忧伤、饮伤、房室伤、饥伤、劳伤、经络营卫气伤的合称。④上焦：人体部位名，三焦之一。三焦的上部，从咽喉至胸膈部分。⑤《笔谈》：指《梦溪笔谈》，是北宋沈括所著的笔记体著作。大约成书于1086—1093年，收录了沈括一生的所见所闻和见解。被西方学者称为中国古代的百科全书，已有多种外语译本。

【译文】

枸杞叶粥 《传信方》记载："治疗五劳七伤，用豆豉汁和米同煮。"按：兼治上焦热邪、风湿之邪引起的周身痹痛，明目安神。味道甘甜，气凉，枸杞的根、皮和果实药性稍微有些差别。《梦溪笔谈》里说："陕西非常偏远的地方生长的枸杞树大得可以双臂合抱，取树叶泡水代茶饮。"

【原文】

枇杷叶粥 《枕中记》："疗热嗽，以蜜水涂炙，煮粥去叶食。"按：兼降气止渴，清暑毒。凡用，择经霜老叶，拭去毛，甘草汤洗净，或用姜汁炙黄，肺病可代茶饮。

【译文】

枇杷叶粥 《枕中记》记载："治疗热咳，将蜂蜜水涂在枇杷叶上炙烤，然后煮粥，煮好后去叶食粥。"按：还可以降气止渴，解除暑毒。凡是用枇杷叶煮粥，都要选择经霜的老叶，擦去表面的毛，用甘草汤清洗干净，或者涂上姜汁炙烤成黄色，肺病患者可以用它泡水代茶饮。

【原文】

茗粥 《保生集要》^①："化痰消食，浓煎入粥。"按：兼治疟痢，加姜。《茶经》曰："名有五：一茶，二槚^②，三蔎^③，四茗，五荈^④。"《茶谱》^⑤曰："早采为茶，晚采为茗。"《丹铅录》^⑥："茶即古'荼'字。《诗》'谁谓荼苦'是也。"

【注释】

①《保生集要》：清张文遽撰。②槚（jiǎ）：古代指茶树。③蔎（shè）：茶的别称。④荈（chuǎn）：茶的老叶，即粗茶。⑤《茶谱》：明代朱权撰。全书除绪论外，分十六则，讲解饮茶之法和饮茶器具。⑥《丹铅录》：明代杨慎撰。

【译文】

茗粥 《保生集要》记载："化痰消食，将茶叶水煎至浓汤，加入粥里。"

老老恒言

按：加入生姜还可以治疗疟疾。《茶经》里说："茶叶的名字有五种：一茶，二槚，三蔎，四茗，五荈。"《茶谱》记载："采得早的叫茶，采得晚的叫茗。"《丹铅录》里说："茶就是古代的'荼'字。《诗经》里的'谁谓荼苦'这句中的荼就是指茶。"

【原文】

苏叶粥　慈山参入。按：《纲目》："用以煮饭，行气解肌[1]。入粥功同。"按：此乃发表散风寒之品，亦能消痰和血止痛，背面皆紫者佳。《日华子本草》[2]谓："能补中益气。"窃恐未然。

【注释】

①行气解肌：对外感症初起有汗的治法。行气，使气血通畅。解肌，解除肌表之邪。
②《日华子本草》：全称《日华子诸家本草》，著作年代不详。此书是将诸家本草结合当时常用的药物编纂而成。对每药的性状、功用叙述比较全面。

【译文】

苏叶粥　我自己研究出来的，录入书中。按：《本草纲目》记载："用苏叶煮饭，可以行散气滞，解除肌肤外表之邪。加入粥里功效一样。"按：苏叶是发表散风寒的药物，也能消痰和血止痛，叶子背面全是紫色的最好。《日华子本草》里说："苏叶能补中益气。"我认为恐怕不是这样的。

【原文】

苏子[1]粥　《简便方》[2]："治上气咳逆。"又《济生方》[3]："加麻子仁，顺气顺肠。"按：兼消痰润肺。《药性本草》[4]曰："长食苏子粥，令人肥白身香。"《丹房镜源》[5]曰："苏子油能柔五金[6]八石[7]。"

【注释】

①苏子：别名紫苏子、黑苏子、蓝苏子，是唇形科植物紫苏的干燥成熟果实。秋季果实成熟时采收，除去杂质，晒干。性味辛，温。归肺经。苏子具有除痰降气，止咳定喘，润心肺，治胸闷气逆，大便不通功能。②《简便方》：即为《简便单方》，二卷，明代杨起著。杨起，字远林，号长病老人。③《济生方》：又名《严氏济生方》。宋代严用和撰。原书共十卷，有治七十篇，方剂四百首；咸淳三年（1267）又写成《续方》，收前书未备之医论二十四篇，方九十首。二书后均散佚，现在版本为辑复本。④《药性本草》：作者在"引用书目"中说是唐代甄权著。但甄权未著《药性本草》，今传《药性本草》为明薛已著，共二卷，载药二百八十七种。⑤《丹房镜源》：唐代独孤滔著。⑥五金：指金、银、铜、铁、锡，今常用为金属或铜铁等制品的统称。⑦八石：古代道家炼丹常用的朱砂、雄黄、雌黄、空青、云母、硫黄、戎盐、硝石八种石质原料。

【译文】

苏子粥　《简便方》记载："治疗肺气上逆、咳嗽。"另外《济生方》里说："苏子加上麻子仁，有顺气顺畅之效。"按：也能消痰润肺。《药性本草》说："经常食用苏子粥，能使人丰满白皙，散发香气。"《丹房镜源》说："苏子能使五金八石变得柔软。"

【原文】

藿香①粥　《医余录》："散暑气，辟恶气。"按：兼治脾胃、吐逆霍乱、心腹痛，开胃进食。《交广杂志》谓："藿香，木本。"《金楼子》②言："五香共是一木，叶为藿香，入粥用南方草本，鲜者佳。"

【注释】

①藿香：即藿香。②《金楼子》：梁元帝萧绎撰。共六卷。一般采用札记、随感的形式，或前引名言成句，后加自己的看法；或借题发挥以阐发自己的思想；或记述史实以劝诫子女；或追叙往事，聊以自慰；或转志奇事，欲广闻见；或记东交游，以叙友情等。

【译文】

藿香粥　《医余录》记载："驱散暑气，消除污浊之气。"按：兼治脾胃、呕吐气逆、霍乱、心腹痛，开胃，增进食欲。《交广杂志》说："藿香，是木本植物。"《金楼子》说："五种香在同一种树木上，叶子是藿香，煮粥用南方的草本，新鲜的最好。"

【原文】

薄荷粥　《医余录》："通关格①，利咽喉，令人口香。"按：兼止痰嗽，治头痛脑风，发汗，消食下气，去舌苔。《纲目》云："煎汤煮饭能去热，煮粥尤妥。"扬雄《甘泉赋》作茇葀②。

【注释】

①关格：指由于脾肾阴阳衰惫，气化不利，湿浊毒邪犯胃而致的以小便不通与呕吐并见为临床特征的一种危重症症。本病多由水肿、癃闭、淋症等病症发展而来。②茇葀（bá kuò）：指薄荷。

【译文】

薄荷粥　《医余录》记载："治疗大小便不畅、食入即吐，清利咽喉，让人口中生香。"按：还可以治痰饮咳嗽，治疗因风邪上脑引起的头痛，发汗，消食下气，去除厚重舌苔。《本草纲目》说："用薄荷煎汤煮饭能清热，煮粥效果尤其好。"扬雄在《甘泉赋》里叫它茇葀。

【原文】

松叶粥　《圣惠方》："细切煮汁作粥，轻身益气。"按：兼治风湿疮，安五藏，生毛发，守中耐饥。或捣汁澄粉曝干，点入粥。《字说》云："松柏为百木之长，松犹公也，柏犹伯也。"

【译文】

松叶粥　《圣惠方》记载："将松叶切细煮汁熬粥，能轻身益气。"按：兼治风湿疮，安和五脏，促进毛发生长，守中耐饥。或者将松叶捣烂，把浆液澄清出粉末晒干，点入粥里。《字说》里说："松树柏树是百木之长，松树像公爵一样，柏树像伯爵一样。"

【原文】

柏叶粥 《遵生八笺》:"神仙服饵。"按:兼治呕血便血、下痢烦满。用侧柏叶随四时方向采之,捣汁澄粉入粥。《本草衍义》①云:"柏木西指,得金之正气,阴木②而有贞德者。"

【注释】

①《本草衍义》:中药著作,宋代寇宗奭撰。全书二十卷,目录一卷。首列序例三卷,后载药品十七卷,按玉石、草、木、禽兽、虫鱼、果菜、米谷顺序排列。全书共列药目四百六十七条,共载药五百七十余种。②阴木:指山北面生长的树木。

【译文】

柏叶粥 《遵生八笺》记载:"柏叶粥是神仙服用的食物。"按:也能治疗呕血便血,下痢烦满。所取用的侧柏叶要随着四季变化从不同方向采摘,捣烂取浆液,澄清出粉末加入粥里。《本草衍义》说:"柏树指向西方,得到金之正气,即使不向阳生长也有坚贞的品德。"

【原文】

花椒粥 《食疗本草》①:"治口疮。"又《千金翼》②:"治下痢腰腹冷,加炒面煮粥。"按:兼温中暖肾,除湿,止腹痛。用开口者,闭口有毒。《巴蜀异物志》:"出四川清溪县者良,香气亦别。"

【注释】

①《食疗本草》:中药著作,唐代孟诜撰,张鼎增补。该书是在《千金要方》中《食治篇》的基础上增订而成的,记述可供食用、又能疗病的本草专著。②《千金翼》:即《千金翼方》,唐代孙思邈撰,约成书于永淳二年(682)。作者集晚年近三十年之经验,以补早期巨著《千金要方》之不足,故名翼方。此书共三十卷,计一百八十九门,合方、论、法共两千九百余首。

【译文】

花椒粥 《食疗本草》记载:"花椒粥治疗口疮。"另外,《千金翼》记载:"治疗下痢腰腹冷,加上炒熟的面粉煮粥。"按:兼温中暖肾,除湿,止腹痛。要选用开口的花椒,闭口的有毒。《巴蜀异物志》里说:"产自四川清溪县的花椒优良,香气也与众不同。"

【原文】

栗粥 《纲目》方:"补肾气,益腰脚,同米煮。"按:兼开胃活血。润沙收之,入夏如新。《梵书》①名笃迦,其扁者曰栗楔,活血尤良。《经验方》②:"每早细嚼风干栗,猪肾粥助之,补肾效。"

【注释】

①《梵书》:古印度的一种宗教文献。②《经验方》:即《瑞竹堂经验方》,医方著作,十五卷,元沙图穆苏撰。

【译文】

栗粥 《本草纲目》里的方子:"补肾气,对腰和脚有好处,和米一起煮。"

按：也有开胃活血之功。用湿润的沙子贮存，到了夏天还和新鲜的一样。《梵书》称为笃迦，扁形的叫粟楔，活血的效果尤其好。《经验方》记载："每天早上细嚼风干的粟子，搭配猪肾粥食用，有补肾的效果。"

【原文】

绿豆粥　《普济方》[1]："治消渴[2]饮水。"又《纲目》方："解热毒。"按：兼利小便，厚肠胃，清暑下气。皮寒肉平，用须连皮，先煮汁，去豆下米煮。《夷坚志》[3]云："解附子毒。"

【注释】

①《普济方》：中国历史上最大的方剂书籍，它载方达六万多首，一百六十八卷。明朱棣、滕硕、刘醇等编。②消渴：中国传统医学的病名，是指以多饮、多尿、多食及消瘦、疲乏、尿甜为主要特征的综合病症。③《夷坚志》：南宋笔记小说集。

【译文】

绿豆粥　《普济方》记载："治疗口渴，善饮，尿多。"另外，《本草纲目》里的方子："解热毒。"按：还能通利小便，充实肠胃，解暑下气。绿豆皮性寒，而肉性平，用的时候必须连皮一起，先用绿豆煎汤，然后去掉绿豆，下米煮粥。《夷坚志》说："绿豆粥能解附子毒。"

【原文】

鹿尾粥　慈山参入。鹿尾，关东风干者佳。去脂膜，中有凝血，如嫩肝，为食物珍品。碎切煮粥，清而不腻，香有别韵，大补虚损。盖阳气聚于角，阴血会于尾。

【译文】

鹿尾粥　我自己研究出来的，录入书中。鹿尾，关东地区风干的品质比较好。去掉脂膜，中间有凝血，像嫩肝一样，是食物中的珍品。切碎了煮粥，清淡不油腻，香气别有一番味道，对虚弱的人有大补之功。因为阳气汇聚在鹿角上，而阴血汇聚在鹿尾上。

【原文】

燕窝粥　《医学述》[1]："养肺化痰止嗽，补而不滞，煮粥淡食有效。"按：《本草》不载，《泉南杂记》[2]采入，亦不能确辨是何物。色白治肺，质清化痰，味淡利水，此其明验。

【注释】

①《医学述》：清代吴仪洛著。②《泉南杂记》：明代陈懋仁撰。详细地记载了山川、古迹、禽鱼、花木以及郡县的事实。

【译文】

燕窝粥　《医学述》记载："养肺化痰止咳，补而不滞，燕窝粥淡食有效果。"按：《本草》没有记载，《泉南杂记》后来录入，也不能正确辨别是什么东西。颜色白的治疗肺病，质地清澈的化痰，味道清淡的利水，这些都是明显的证验。

中品二十七

【原文】

山药粥　《经验方》："治久泄。糯米水浸一宿，山药炒熟，加沙糖、胡椒煮。"按：兼补肾精，固肠胃。其子生叶间，大如铃，入粥更佳。《杜兰香传》[1]云："食之辟雾露。"

【注释】

[1]《杜兰香传》：即《神女杜兰香传》，东晋文学家曹毗撰。

【译文】

山药粥　《经验方》记载："治疗长时间泄泻。把糯米用水泡一晚上，将山药炒熟，加上砂糖和胡椒一同煮。"按：还可以补肾精，养护肠胃。山药的种子长在叶子中间，大小如同铃铛，用它煮粥效果更好。《杜兰香传》里说："喝山药粥可以避免雾露的湿气对人造成的伤害。"

【原文】

白茯苓粥　《直指方》[1]："治心虚、梦泄、白浊。"又《纲目》方："主清上实下。"又《采珍集》："治欲睡不得睡。"按：《史记·龟策传》："名伏灵，谓松之神灵所伏也。"兼安神，渗湿，益脾。

【注释】

[1]《直指方》：中医方剂著作，南宋杨士瀛撰。

【译文】

白茯苓粥　《直指方》记载："治疗心虚、梦泄、白浊。"另外，也是《本草纲目》里的方子："主要功效是清上焦，补下焦。"《采珍集》也有记载："治疗想睡却睡不着。"按：《史记·龟策传》里说："名字叫伏灵，意思是松树的神灵所在。"也能安神，渗湿，补益脾脏。

【原文】

赤小豆粥　《日用举要》："消水肿。"又《纲目》方："利小便，治脚气，辟邪厉[1]。"按：兼治消渴，止泄痢、腹胀、吐逆。《服食经》云："冬至日食赤小豆粥，可厌[2]疫鬼。"即辟邪厉之意。

【注释】

[1]邪厉：疫疠邪气。厉，通"疠"。[2]厌（yā）：以迷信的方法镇服或驱避可能出现的灾祸。

【译文】

赤小豆粥　《日用举要》记载："消除水肿。"也是《本草纲目》里的方子："通利小便，治脚气，驱除疫疠邪气。"按：还可以治疗消渴症，止泄痢、消腹胀、治疗呕吐上逆。《服食经》里说："冬至那天喝赤小豆粥，可以趋避疫鬼。"也就是驱除疫疠邪气的意思。

【原文】

蚕豆粥 《山居清供》："快胃和脾。"按：兼利藏府。《本经》不载。《万表积善堂方》①："有误吞针，蚕豆同韭菜食，针自大便出。"利藏府可验。煮粥宜带露采嫩者，去皮用，皮味涩。

【注释】

①《万表积善堂方》：即《万氏积善堂集验方》，方书名，三卷，明代万表辑。

【译文】

蚕豆粥 《山居清供》记载："补胃益脾。"按：还能通利脏腑。《神农本草经》没有记载。《万表积善堂方》里说："如果有人不小心吞食了针，就同时吃蚕豆和韭菜，针就会随着大便被排出。"由此可见蚕豆可以通利脏腑。煮粥用的蚕豆适宜用带着露水采下来的鲜嫩的，用的时候去掉皮，因为蚕豆皮的味道苦涩。

【原文】

天花粉①粥 《千金月令》："治消渴。"按：即栝楼根。《炮炙论》②曰："圆者为栝，长者为楼，根则一也。"水磨澄粉入粥，除烦热，补虚安中，疗热狂时疾③，润肺降火，止嗽，宜虚热人。

【注释】

①天花粉：葫芦科植物栝楼或双边栝楼的干燥根。②《炮炙论》：即《雷公炮炙论》，三卷，南朝雷敩撰于5世纪左右。此书为我国最早的中药炮制学专著。③时疾：季节性流行病。

【译文】

天花粉粥 《千金月令》记载："治疗消渴。"按：天花粉就是栝楼根。《炮炙论》说："长得圆的是栝，长得长的是楼，根的外形则相同。"加水研磨，澄清晾成粉末，放入粥里，可以消除烦热，补益虚损，安和中焦，治疗季节性流行病，润肺降火，止咳，适合有虚热的人。

【原文】

面粥 《外台秘要》①："治寒痢白泻。麦面炒黄，同米煮。"按：兼强气力，补不足，助五藏。《纲目》曰："北面性平，食之不渴；南面性热，食之发渴：随地气而异也。"《梵书》名迦师错。

【注释】

①《外台秘要》：又名《外台秘要方》。唐时由文献辑录而成的综合性医书，共四十卷，王焘撰成于天宝十一年（752）。

【译文】

面粥 《外台秘要》记载："治疗寒性痢疾、白浊、泄泻。小麦面炒成黄色，和米一起煮粥。"按：还可以增强气力，补益虚损，养护五脏。《本草纲目》说："北方的面性味平和，吃了不会口渴；南方的面性热，吃了以后会发渴。这是因为地理气候不同而产生的差异。"《梵书》称之为迦师错。

【原文】

　　腐浆粥　慈山参入。腐浆即未点成腐者,诸豆可制,用白豆居多。润肺,消胀满,下大肠浊气,利小便。暑月入人汗有毒。北方呼为甜浆粥,解煤毒,清晨有肩挑鬻[1]于市。

【注释】

　　[1]鬻(yù):卖。

【译文】

　　腐浆粥　我自己研究出来的,录入书中。腐浆就是没有点成豆腐的浆液,各种豆类都可以制作,用白豆做的较多。润肺,消除胀满,下大肠浊气,通利小便。暑天里腐浆粥加入人体的汗液就会变得有毒。北方称为甜浆粥,能解煤毒,早上有人用肩挑着腐浆粥叫卖。

【原文】

　　龙眼肉粥　慈山参入。开胃悦脾,养心益智,通神明,安五藏,其效甚大。《本草衍义》曰:"此专为果,未见入药。"非矣。《名医别录》[1]云:"治邪气,除蛊毒,久服强魂,轻身不老。"

【注释】

　　[1]《名医别录》:简称《别录》,三卷。辑者佚名。约成书于汉末。

【译文】

　　龙眼肉粥　我自己创制的,录入书中。龙眼肉粥开胃补脾,养心益智,通神明,安五脏,其功效很多。《本草衍义》说:"龙眼只用来做水果,没有见过用来当药的。"其实不是这样的。《名医别录》里说:"龙眼驱邪气,除蛊毒,常吃强健体魄,身体年轻不显老。"

【原文】

　　大枣粥　慈山参入。按:道家方药,枣为佳饵,皮利肉补。去皮用,养脾气,平胃气,润肺止嗽,补五藏,和百药。枣类不一,青州黑大枣良,南枣味薄微酸,勿用。

【译文】

　　大枣粥　我自己创制的,录入书中。按:在道家的方药中,大枣是食物中的佳品,大枣的皮利消化,肉夹补益脾胃。去皮食用,补养脾气,平和胃气,润肺止咳,补五脏,能调和百药。大枣的种类不同,青州的黑色大枣质地优良,南方的枣味道淡薄微酸,不要食用。

【原文】

　　蔗浆粥　《采珍集》:"治咳嗽、虚热、口干舌燥。"按:兼助脾气,利大小肠,除烦热,解酒毒。有青紫二种,青者胜。榨为浆,加入粥。如经火沸,失其本性,与糖霜何异?

【译文】

　　蔗浆粥　《采珍集》记载:"治疗咳嗽、虚热、口干舌燥。"按:还能补益脾气，通利大小肠，消除烦热，解酒毒。有青色和紫色两种，青色的更好。将甘蔗榨成浆液，加入粥里，如果被火煮沸后，会失去甘蔗本身的功效，和蔗糖有什么不同呢？

【原文】

柿饼粥 《食疗本草》："治秋痢。"又《圣济方》："治鼻窒不通。"按：兼健脾涩肠，止血止嗽，疗痔。日干为白柿，火干为乌柿，宜用白者。干柿去皮纳瓮中，待生白霜，以霜入粥尤佳。

【译文】

柿饼粥 《食疗本草》记载："治疗秋天的痢疾。"另外，《圣济方》记载："治疗鼻塞不通。"按：还可以健脾涩肠，止血止咳，治疗痔疮。太阳晒干的是白柿，用火烤干的是乌柿，适宜用白柿。晒干的柿饼去皮放入瓮中，等到长了白霜，将白霜放入粥里煮效果更好。

【原文】

枳椇[①]粥 慈山参入。按：俗名鸡距子，形卷曲如珊瑚，味甘如枣。《古今注》名树蜜。除烦清热，尤解酒毒。醉后次早，空腹食此粥颇宜。老枝嫩叶，煎汁倍甜，亦解烦渴。

【注释】

①枳椇：俗称"拐枣"；果实入药，为清凉利尿药，并能解酒。古今有许多雅号：龙爪、木珊瑚、鸡距子、鸡爪子、万寿果、金钩子、长寿果等。

【译文】

枳椇粥 我自己创制的，录入书中。按：枳椇俗名鸡距子，形状卷曲像珊瑚一样，味道甘甜如枣。《古今注》里叫它树蜜。除烦清热，尤其适合解酒毒。醉酒的第二天早上，空腹喝枳椇粥非常适宜。老枝上长出的嫩叶，煎汤更加甘甜，也可以解烦渴。

【原文】

枸杞子粥 《纲目》方："补精血，益肾气。"按：兼解渴除风，明目安神。谚云："去家千里，勿食枸杞。"谓能强盛阳气也。《本草衍义》曰："子微寒，今人多用为补肾药，未考经意。"

【译文】

枸杞子粥 《本草纲目》里的方子："枸杞补精血，养肾气。"按：兼解渴除风，明目安神。谚语说："离家千里，勿食枸杞。"意思是枸杞能够增强人体的阳气。《本草衍义》说："枸杞子性微寒，现在人们多用作补肾药，没有考察经典的医术。"

【原文】

木耳粥 《鬼遗方》[①]："治痔。"按：桑、槐、楮、榆、柳，为五木耳。《神农本草经》[②]云："益气不饥，轻身强志。"但诸木皆生耳，良毒亦随木性。煮粥食,兼治肠红③,煮必极烂,味淡而滑。

【注释】
　　①《鬼遗方》:即《刘涓子鬼遗方》,外科专著。晋末刘涓子撰,南齐龚庆宣整理,因托名"黄父鬼"所遗而得名。②《神农本草经》:简称《本草经》或《本经》,是中国现存最早的药物学专著。约成书于东汉。撰人不详,"神农"为托名。③肠红:症名,大便出血。

【译文】
　　木耳粥　　《鬼遗方》记载:"治疗痔疮。"按:桑树、槐树、楮树、榆树、柳树,可以长出五种木耳。《神农本草经》里说:"木耳益气,吃了不容易饥饿,轻身强志。"但是所有树木都能生长木耳,木耳有没有毒也随着树木的性质而定。煮粥食用,兼治大便出血,煮粥的时候必须煮得非常烂,味道清淡滑爽。

【原文】
　　小麦粥　　《食医心镜》:"治消渴。"按:兼利小便,养肝气,养心气,止汗。《本草拾遗》曰:"麦凉曲①温,麸②冷面热。"备四时之气。用以治热,勿令皮拆③,拆则性热,须先煮汁,去麦加米。

【注释】
　　①曲(qū):酿酒或制酱时引起发酵的东西。②麸(fū):小麦磨面过箩后剩下的皮,亦称"麸皮"。③拆:通"坼(chè)",裂开。

【译文】
　　小麦粥　　《食医心镜》记载:"治疗消渴。"按:也能通利小便,养肝气,养心气,止汗。《本草拾遗》里说:"小麦性凉,曲性温,麦麸寒凉,面温热。"具备四时之气。用来治疗热病,不要让小麦皮裂开,皮裂则性热,必须先煎煮汤汁,去掉小麦后加入米煮粥。

【原文】
　　菱①粥　　《纲目》方:"益肠胃,解内热②。"按:《食疗本草》曰:"菱不治病,小有补益。"种不一类,有野菱生陂塘中,壳硬而小,曝干煮粥,香气较胜。《左传》"屈到嗜芰"即此物。

【注释】
　　①菱:即菱角。②内热:与外热相对,指热邪入里,或阴虚生热,而致热势明显的病理变化。

【译文】
　　菱粥　　《本草纲目》里的方子:"补益肠胃,消解内热。"按:《食疗本草》说:"菱角不治病,稍微有点补益功效。"菱角种类不同,有一种野生的菱角长在池塘里,外壳又硬又小,晒干后煮粥,香气比较浓烈。《左传》里说的"屈到嗜芰"中的"芰"就是指菱角。

【原文】
　　淡竹叶①粥　　慈山参入。按:春生苗,细茎绿叶似竹,花碧色,瓣如

老老恒言

蝶翅。除烦热，利小便，清心。《纲目》曰："淡竹叶煎汤煮饭，食之能辟暑。"煮饭曷若煮粥尤妥？

【注释】

①淡竹叶：中药名，禾本科植物淡竹叶的干燥茎叶。

【译文】

淡竹叶粥　我自己创制的，录入书中。按：春天长出苗，细茎绿叶长得像竹子，花是碧绿色的，花瓣像蝴蝶的翅膀。消除烦热，通利小便，清心。《本草纲目》说："淡竹叶煎汤煮饭，食用后能解暑。"煮饭怎么能比煮粥更妥当呢？

【原文】

贝母粥　《资生录》："化痰止嗽、止血，研入粥。"按：兼治喉痹目眩，及开郁①。独颗者有毒。《诗》云："言采其蝱②。"蝱本作莔。《尔雅》："莔，贝母也。"《诗》本不得志而作，故曰采蝱，为治郁也。

【注释】

①开郁：疏郁理气，系理气法之一。是治疗因情志抑郁而引起气滞的方法。②言采其蝱（méng）：出自《诗经·鄘风·载驰》。蝱，通"莔"。

【译文】

贝母粥　《资生录》里说："贝母化痰止咳、止血，研磨后放入粥中。"按：兼治喉痹目眩，疏郁理气。独颗的贝母有毒。《诗经》说："言采其蝱。"蝱原来写作莔。《尔雅》里说："莔，就是贝母。"《诗经》本是因为不得志才创作出来的，所以说采蝱，就是治疗郁症。

【原文】

竹叶粥　《奉亲养老书》①："治内热目赤头痛。加石膏同煮，再加沙糖，此即仲景竹叶石膏汤之意。"按：兼疗时邪发热，或单用竹叶煮粥，亦能解渴除烦。

【注释】

①《奉亲养老书》：宋代陈直撰。书中广泛搜集老人食治之方、医药之法、摄养之道，专门论述老人养生及防病治病的理论和方法。

【译文】

竹叶粥　《奉亲养老书》记载："治疗内热、目赤、头痛。加上石膏一同煮，再加上砂糖，这就是张仲景的竹叶石膏汤。"按：还可以治疗季节性邪气导致的发热，或者单独用竹叶煮粥，也能解渴除烦。

【原文】

竹沥①粥　《食疗本草》："治热风。"又《寿世青编》②："治痰火。"按：兼治口疮、目痛、消渴，及痰在经络四肢，非此不达。粥熟后加入。《本草补遗》曰："竹沥清痰，非助姜汁不能行。"

【注释】

①竹沥：竹沥又叫"竹汁""竹油"，是从竹竿和竹鞭中采取的液汁。②《寿世青编》：又名《寿世编》，是一部养生专著，由清代名医尤乘撰。

【译文】

竹沥粥　《食疗本草》记载："治疗风热疾病。"另外，《寿世青编》记载："治疗痰火。"按：兼治口疮、目痛、消渴，以及痰在经络四肢，除了竹沥别的药都不能治疗。粥煮熟后再加入竹沥。《本草补遗》说："竹沥清痰，一定要用姜汁辅助才行。"

【原文】

牛乳粥　《千金翼》："白石英、黑豆饲牛，取乳作粥，令人肥健。"按：兼健脾除疸黄。《本草拾遗》云："水牛胜黄牛。"又芝麻磨酱，炒面煎茶，加盐，和入乳，北方谓之面茶，益老人。

【译文】

牛乳粥　《千金翼》记载："用白石英、黑豆喂牛，取牛奶煮粥，能使人丰满健壮。"按：还可以补养脾脏，消除黄疸。《本草拾遗》说："水牛比黄牛好。"另外，芝麻磨成酱，用炒过的面粉熬成糊状作为茶点，吃的时候加点食盐，再和牛奶调匀，北方叫面茶，对老年人有好处。

【原文】

鹿肉粥　慈山参入。关东有风干鹿肉条，酒微煮，碎切作粥，极香美。补中益气力，强五藏。《寿世青编》曰："鹿肉不补，反痿人阳。"按：《别录》指茸能痿阳，盖因阳气上升之故。

【译文】

鹿肉粥　我自己创制的，录入书中。关东有风干的鹿肉条，用酒稍微煮一下，切碎煮粥，味道非常鲜美。补益中焦，增强气力，强健五脏。《寿世青编》说："鹿肉没有补益的功效，反而令人阳痿。"按：《别录》里说鹿茸能使人阳痿，大概是因为吃了之后阳气上升的缘故。

【原文】

淡菜①粥　《行厨记要》②："止泄泻，补肾。"按：兼治劳伤、精血衰少、吐血、肠鸣、腰痛。又治瘿③，与海藻同功。《刊石药验》④曰："与萝卜或紫苏、冬瓜，入米同煮，最益老人，酌宜用之。"

【注释】

①淡菜：紫贻贝的煮干品。因为煮晒时不加盐，故名淡菜。淡菜是贻贝科动物的贝肉，也叫壳菜或青口，贻贝是双壳类软体动物，外壳呈青黑褐色，生活在海滨岩石上。②《行厨记要》：冯耕庐著。③瘿：以颈前喉结两旁肿块为主要表现的甲状腺疾病。中医指多因郁怒忧思过度，气郁痰凝血瘀结于颈部，或生活在山区与水中缺碘有关的病。可分为"气瘿""肉瘿""石瘿"等。④《刊石药验》：后唐人所作。

【译文】

　　淡菜粥　《行厨记要》记载："止泄泻，补养肾脏。"按：兼治五劳七伤、精血衰少、吐血、肠鸣、腰痛。又可以治疗瘿，与海藻有相同的功效。《刊石药验》里说："淡菜和萝卜或紫苏、冬瓜一起和米同煮，对老年人最有好处，选择适宜的食用。"

【原文】

　　鸡汁粥　《食医心镜》："治狂疾，用白雄鸡。"又《奉亲养老书》："治脚气，用乌骨雄鸡。"按：兼补虚养血。《巽》为风为鸡，风病忌食。陶弘景《真诰》①曰："养白雄鸡可辟邪，野鸡不益人。"

【注释】

　　①《真诰》：道教洞玄部经书，为南朝道士陶弘景所著。主要记载传道之事，也多谈到修道养生之术，还介绍了一些修仙之地。

【译文】

　　鸡汁粥　《食医心镜》记载："治疗癫狂病症，要用白雄鸡。"另外，《奉亲养老书》也记载："治疗脚气，要用乌骨雄鸡。"按：还能补虚养血。八卦中的《巽》卦为风为鸡，由风邪引起的疾病不要食用鸡汁粥。陶弘景在《真诰》里说："饲养白雄鸡可以驱凶避邪，而吃野鸡对人体没有益处。"

【原文】

　　鸭汁粥　《食医心镜》："治水病①垂死，青头鸭和五味煮粥。"按：兼补虚除热，利水道，止热痢。《禽经》②曰："白者良，黑者毒；老者良，嫩者毒。野鸭尤益病人。忌同胡桃、木耳、豆豉食。"

【注释】

　　①水病：水肿病。②《禽经》：传为师旷撰，共三卷，全文三千余字，是作者在参阅前人有关鸟类著述的基础上，总结了宋代以前的鸟类知识，包括命名、形态、种类、生活习性、生态等内容。

【译文】

　　鸭汁粥　《食医心镜》记载："治疗非常严重的水肿病，青头鸭调和五味煮粥。"按：还能补虚除热，通利水道，止热痢。《禽经》说："白色的鸭子比较优良，黑色的鸭子有毒；年老鸭比较好，嫩鸭有毒。野鸭尤其对病人有好处。不能与胡桃、木耳、豆豉一同食用。"

【原文】

　　海参粥　《行厨记要》："治痿，温下元。"按：滋肾补阴。《南闽记闻》言捕取法：令女人裸体入水，即争逐而来，其性淫也。色黑入肾，亦从其类。先煮烂细切，入米加五味。

【译文】

　　海参粥　《行厨记要》记载："治疗阳痿，温补下元。"按：滋肾补阴。《南闽记闻》里记载的捕捉海参的方法为：让女人裸体进入水中，海参就会竞相追逐而来，原因是海参性淫。黑色入肾，也属于同类相应。先将海参煮烂切细，然后和米同煮，并用五味调和煮粥。

【原文】

白鲞^①粥《遵生八笺》："开胃悦脾。"按：兼消食，止暴痢腹胀。《尔雅翼》^②曰："诸鱼干者皆为鲞，不及石首鱼，故独得白名。"《吴地志》曰："鲞字从美下鱼，从养者非。"煮粥加姜豉。

【注释】

①白鲞（xiǎng）：即用大黄鱼加工制成的咸干品，味鲜美、肉结实，为名贵海产品，中医认为其味甘、性平，可开胃、消食、健脾、补虚。②《尔雅翼》：训诂书。宋代罗愿作。解释《尔雅》草木鸟兽虫鱼各种物名，以为《尔雅》辅翼，所以名为《尔雅翼》。

【译文】

白鲞粥　《遵生八笺》记载："开胃养脾。"按：也可以消食，止暴痢腹胀。《尔雅翼》里说："各种鱼干都是鲞，但比不上石首鱼，所以只有石首鱼的鱼干叫作白鲞。"《吴地志》说："鲞字是从美下鱼，从养的不对。"煮粥的时候要加入生姜和豆豉。

下品三十七

【原文】

酸枣仁粥　《圣惠方》："治骨蒸^①不眠。水研滤汁，煮粥候熟，加地黄汁再煮。"按：兼治心烦，安五藏，补中益肝气。《刊石药验》云："多睡生用，便不得眠；炒熟用，疗不眠。"

【注释】

①骨蒸：即结核。

【译文】

酸枣仁粥　《太平圣惠方》记载："治疗骨蒸失眠。加水研磨过滤出汁，等到粥煮熟后，加地黄汁再煮。"还能治疗心绪烦躁，安五脏，补中益肝气。《刊石药验》中说："嗜睡用生的酸枣仁，就不会睡得过多。炒熟的酸枣仁用来治疗失眠。"

【原文】

车前子^①粥　《肘后方》^②："治老人淋病，绵裹入粥煮。"按：兼除湿，利小便，明目。亦疗赤痛，去暑湿，止泻痢。《服食经》云："车前一名地衣，雷之精也，久服身轻，其叶可为蔬。"

【注释】

①车前子：车前草的种子，在我国各地郊野路旁都有所生。②《肘后方》：治疗学专著。全称《肘后备急方》。

【译文】

车前子粥 《肘后方》记载："治疗老人淋病，用棉布包裹着来煮粥。"按：还能够去除体内湿气，通利小便，明目，也可治疗赤痛，祛除暑湿，治疗腹泻。《服食经》中说："车前又名地衣，是雷的精气，久服身轻，叶子可以作为蔬菜。"

【原文】

肉苁蓉①粥 《陶隐居药性论》记载："治劳伤，精败面黑。先煮烂，加羊肉汁和米煮。"按：兼壮阳，润五藏，暖腰膝，助命门相火②。凡不足者，以此补之。酒浸，刷去浮甲，蒸透用。

【注释】

①肉苁蓉：别名大芸、黑司命、沙中仙、淡大云，其处方用名为肉苁蓉，属列当科寄生草本植物，产于我国内蒙古、新疆、宁夏一带。②命门相火：命门之火。《难经》认为，人有左右两肾，右肾为"命门"。肾脏主水，同时亦藏火，此火即是命门之火。

【译文】

肉苁蓉粥 《陶隐居药性论》："治劳伤，精败面黑。先煮烂，再加上羊肉汁和米煮。"按：还能够壮阳，滋润五脏，暖腰膝，助命门相火。凡是相火不足的，可以用肉苁蓉粥来滋补。用酒浸泡，刷掉漂浮的外壳，蒸透后食用。

【原文】

牛蒡①根粥 《奉亲养老书》："治中风，口目不动，心烦闷。用根曝干，作粉入粥，加葱椒五味。"按：兼除五藏恶气，通十二经脉。冬月采根，并可作菹，甚美。

【注释】

①牛蒡：为中国古老的药食两用食物蔬菜，其叶、花、根、实皆可入药入食，为药食两用食物，有"蔬菜之王"之称。

【译文】

牛蒡根粥 《养老奉亲书》记载："治疗中风，口目不动，心烦闷。把根茎晒干，磨成粉放入粥中，加入葱椒五味。"按：还可以祛除五脏恶气，通十二经脉。冬天采牛蒡根，腌制成酸菜，味道非常可口。

【原文】

郁李仁①粥 《独行方》②："治脚气肿，心腹满，二便不通，气喘急。水研绞汁，加薏苡仁入米煮。"按：兼治肠中结气，泄五藏膀胱急痛。去皮，生蜜浸一宿，滤出用。

【注释】

①郁李仁：蔷薇科植物郁李、欧李、榆叶梅、长梗扁桃等的种仁。②《独行方》：全称《集验独行方》，唐代韦宙撰。书中十分重视对岭南脚气的治疗。

【译文】

郁李仁粥 《独行方》记载："治疗脚气肿，心腹满，二便不通，气喘急。加水研磨绞汁，加薏苡仁和米煮。"按：还可以治疗肠中结气，去除五藏膀胱急痛。去皮，用生蜜浸泡一宿，滤后使用。

【原文】

大麻仁①粥　《肘后方》："治大便不通。"又《食医心镜》："治风水②腹大，腰脐重痛，五淋涩痛。"又《食疗本草》："去五藏风，润肺。"按：麻仁润燥之功居多，去壳煎汁煮粥。

【注释】

①大麻仁：又称火麻仁、冬麻子、麻子、麻子仁、麻仁，性平、味甘。②风水：一种水肿病。

【译文】

大麻仁粥　《肘后方》记载："治疗大便不通。"另外，《食医心镜》里记载："治疗风水腹大，腰脐重痛，五淋涩痛。"《食疗本草》还记载："去五脏风，润肺。"按：麻仁有润燥的功效，去掉外壳煎汁煮粥。

【原文】

榆皮①粥　《备急方》②："治身体暴肿，同米煮食，小便利，立愈。"按：兼利关节，疗邪热，治不眠。初生荚仁作糜食，尤易睡，嵇康《养生论》③谓"榆令人瞑"也。捣皮为末，可和菜菹食。

【注释】

①榆皮：又名榆根白皮、榆树皮。为榆科植物榆树的树皮、根皮。②《备急方》：即孙思邈《备急千金药方》。③《养生论》：三国嵇康作。是我国古代养生论著中较早的名篇。

【译文】

榆皮粥　《备急方》记载："治疗身体暴肿，同米一起煮粥，小便通利，立愈。"按：还有利于关节，治疗邪热，治疗失眠。用初生的荚仁把粥煮烂，可以治疗失眠，嵇康《养生论》中说"榆皮可以让人安睡"。把榆皮捣成末，和菜一起腌制食用。

【原文】

桑白皮①粥　《三因方》②："治消渴。糯壳炒拆白花同煮。"又《肘后方》治同。按：兼治咳嗽吐血，调中下气。采东畔嫩根，刮去皮，勿去涎，炙黄用，其根出土者有大毒。

【注释】

①桑白皮：为桑科植物桑的根皮。②《三因方》：宋代陈无择著。成书于淳熙甲午年（1174），共十八卷。

【译文】

桑白皮粥　《三因方》记载："治疗消渴。糯米壳炒裂成白花状一同煮。"另外，《肘后方》治疗相同的病症。按：还能够治疗咳嗽吐血，调中下气。采集树木东边的嫩根，刮去皮，不要去汁液，炙黄用，根部露在土外面的有剧毒。

【原文】

麦门冬①粥 《南阳活人书》②："治劳气欲绝。和大枣、竹叶、炙草煮粥。"又《寿世青编》："治嗽及反胃。"按：兼治客热口干心烦。《本草衍义》曰："其性专泄不专收，气弱胃寒者禁服。"

【注释】

①麦门冬：又名沿阶草、书带草、麦冬，为百合科沿阶草属多年生常绿草本植物。②《南阳活人书》记载：二十二卷，又名《类证活人书》，北宋奉议郎医学博士朱肱撰，是一部系统全面研究《伤寒论》的著作。

【译文】

麦门冬粥 《南阳活人书》："治疗劳气欲绝。同大枣、竹叶、炙草等煮粥。"另外，《寿世青编》记载："治疗咳嗽和反胃。"按：还可以治疗客热、口干、心烦。《本草衍义》中说："它的药性为只泻下不收敛，气弱胃寒者不能服用。"

【原文】

地黄粥 《臞仙神隐书》①："利血生精，候粥熟再加酥蜜。"按：兼凉血生血，补肾真阴②。生用寒，炙熟则微温。煮粥宜鲜，忌铜铁器。吴旻《山居录》③云："叶可作菜，甚益人。"

【注释】

①《臞仙神隐书》：又名《神隐》，明代宁献王朱权撰。共两卷，上卷记载养生法和家政之术，下卷记载农家的活动。②真阴：肾之阴气，与肾阳相对而言，是肾的宁静、滋润、濡养和成形的一面，并可制约过亢的阳热。③吴旻《山居录》：吴旻为唐朝人，生平不详。《山居录》是一部主要记载药物栽培的古农书，也可以称作现存最早的种药专著。

【译文】

地黄粥 《臞仙神隐书》记载："利血生精，等到粥熟之后再加上蜜饯。"按：兼凉血生血，补肾真阴。生用寒凉，炙熟则微温。煮粥要用新鲜的，不要用铜铁器。吴旻《山居录》中说："叶子可以做菜，对身体有好处。"

【原文】

吴茱萸①粥 《寿世青编》："治寒冷心痛腹胀。"又《千金翼》：酒煮茱萸治同。此加米煮，检开口者，洗数次用。按：兼除湿、逐风、止痢。周处《风土记》②："九日以茱萸插头，可辟恶。"

【注释】

①吴茱萸：又名吴萸、淡吴萸，为芸香科落叶灌木或小乔木植物吴茱萸、石虎或疏毛吴茱萸的将近成熟的果实。②周处《风土记》：我国晋代名人周处所作的地方风物志。

【译文】

吴茱萸粥 《寿世青编》记载："治疗寒冷、心痛、腹胀。"另外，《千金翼》中说：用酒煮茱萸治疗效果相同。放来煮，挑选开口的吴茱萸，反复清洗几次。按：还可以除湿逐风止痢。周处《风土记》记载："九月九日将吴茱萸插在头上，可以避邪除灾。"

【原文】

常山①粥　《肘后方》："治老年久疟。秫米同煮，未发时服。"按：兼治水胀、胸中痰结，截疟②乃其专长。性暴悍，能发吐。甘草末拌蒸数次，然后同米煮，化峻厉为和平也。

【注释】

①常山：中药常山为虎耳草科落叶小灌木植物常山的根。主产于四川、贵州，湖南等地亦产。秋季采收。晒干。切片生用或酒炒用。中药常山的性味归经苦、寒。有毒。归胃、胆经。
②截疟：治疟疾方法之一。在疟疾发作前的适当时间，使用内服药或针刺等方法，以制止疟疾的发作。

【译文】

常山粥　《肘后方》记载："治疗老年人久疟。和秫米同煮，没有发作的时候服用。"按：也能够治疗水胀、胸中痰结，主要功效是截疟。药性凶猛，能够引发呕吐。用甘草末拌常山蒸数次，然后和米一起煮，可以化峻厉为和平。

【原文】

白石英①粥　《千金翼方》："服石英法，搥碎水浸澄清，每早取水煮粥，轻身延年。"按：兼治肺痿、湿痹、疸黄，实大肠。《本草衍义》曰："攻疾可暂用，未闻久服之益。"

【注释】

①白石英：白石英为三方晶系。晶体呈六方柱状，柱体晶面上有水平的条纹，也常呈晶簇状、粒状等集合体产出。甘、温。入肺、肾、心三经。

【译文】

白石英粥　《千金翼方》记载："服用石英的方法，把石英搥碎，用水浸泡清澈，每天早上用浸泡的水煮粥，可轻身延年。"按：还可以治疗肺痿、湿痹、疸黄，实大肠。《本草衍义》中说："治疗疾病的时候可以暂时使用，没有听说过长久服用的益处。"

【原文】

紫石英①粥　《备急方》："治虚劳惊悸。打如豆，以水煮取汁作粥。"按：兼治上气、心腹痛、咳逆邪气，久服温中。盖上能镇心，重以去怯也；下能益肝，湿以去枯也。

【注释】

①紫石英：一种含氟化钙的矿石。

【译文】

紫石英粥　《备急方》记载："治疗虚劳惊悸。把紫石英打碎成豆子大小，用水煮取汁作粥。"按：还可以治疗上气、心腹痛，咳逆邪气，长时间服用可以温补中焦。因为紫石英上能镇心，重镇以祛除怯弱；下能益肝，滋养以祛除枯燥。

【原文】

慈石①粥　《奉亲养老书》："治老人耳聋。捣末绵裹，加猪肾煮粥。"《养老书》又方：同白石英，水浸露地，每日取水作粥，气力强健，颜如童子。按：兼治周痹②、风湿，通关节，明目。

【注释】

【译文】

慈石粥　《奉亲养老书》记载："治疗老年人耳聋。捣成粉末用丝棉包裹，加入猪肾煮粥。"《养老书》还有一剂药方：和白石英一起用水浸泡，露天放置，每天取水作粥，食用后让人气力强健，面色如童子。按：还可以治疗周痹、风湿，有通关节、明目的功效。

【原文】

滑石①粥　《圣惠方》："治膈上烦热。滑石煎水，入米同煮。"按：兼利小便，荡胸中积聚，疗黄疸、石淋、水肿。《炮炙论》曰："凡用，研粉，牡丹皮同煮半日，水淘曝干用。"

【注释】

【译文】

滑石粥　《圣惠方》记载："治膈上烦热。滑石煎水，放入米一同煮。"按：还可以通利小便，荡涤胸中积聚，治疗黄疸、石淋、水肿。《炮炙论》中说："使用滑石需要研磨成粉末，和牡丹皮一起煮半天，淘洗晒干后使用。"

【原文】

白石脂①粥　《子母秘录》："治水痢不止。研粉和粥，空心服。"按：石脂有五种，主治不相远，涩大肠，止痢居多。此方本治小儿弱不胜药者，老年气体虚羸，亦宜之。

【注释】

【译文】

白石脂粥　《子母秘录》记载："治疗水痢不止。研成粉末加入粥中，空腹食用。"按：石脂有五种，主治相差不大，收涩大肠，止痢居多。这个粥方原本是治疗小儿弱不胜药者，老年人气体虚羸，也非常适合。

【原文】

葱白粥　《小品方》①："治发热头痛。连须和米煮，加醋少许，取汗愈。"又《纲目》方："发汗解肌，加豉。"按：兼安中，开骨节，杀百药毒。用胡葱良，不可同蜜食，壅气害人。

【注释】

①《小品方》：晋代名医陈延之所撰写的一部方书，该书记述的治疗方法较全面。

【译文】

葱白粥　《小品方》记载："治疗发热头痛。连同须子一起与米同煮，加少许醋，食用发汗后病愈。"另外，《本草纲目》方子为："葱白粥发汗解肌，加入豆豉。"按：还能够调和中焦，疏通关节，消除药物毒性。最好是用胡葱，不能和蜜一同食用，会造成身体郁滞，对人体有害。

【原文】

莱菔①粥　《图经本草》②："治消渴。生捣汁煮粥。"又《纲目》方："宽中下气。"按：兼消食、去痰、止咳、治痢，制面毒③。皮有紫白二色。生沙壤者大而甘，生瘠地者小而辣，治同。

【注释】

①莱菔：即萝卜。②《图经本草》：简称《图经》。宋代苏颂等编撰，成书于1061年。本书收集全国各郡县的草药图，参考各家学说整理而成，是一部承前启后的药物学巨著，是宋朝最完善最科学的医药书。③面毒：食面之后胃脘胀闷烦渴。

【译文】

莱菔粥　《图经本草》记载："治疗消渴。生莱菔捣成汁煮粥。"另外，《本草纲目》方子为："宽中下气。"按：还可以治疗消食、去痰、止咳、治痢，制食面中毒。皮有紫、白二色。生长在沙地里的大而甜，生长在贫瘠地里的小而辣，治病功效相同。

【原文】

莱菔子粥　《寿世青编》："治气喘。"按：兼化食除胀，利大小便，止气痛①。生能升，熟能降，升则散风寒，降则定喘咳。尤以治痰、治下痢，厚重有殊绩。水研滤汁加入粥。

【注释】

①气痛：病征名。气滞三焦所导致的疼痛。气滞上焦，则为心胸痞痛；气滞中焦，则为腹胁刺痛；气滞下焦，则为疝瘕、腰痛。

【译文】

莱菔子粥　《寿世青编》记载："治疗气喘。"按：也能化食消胀，通利大小便，止气滞三焦所导致的疼痛。生的莱菔子能升发气机，熟的能降下泻逆气；升可以散风寒，降能定咳喘。尤其是治疗痰症、下痢，药效厚重有特殊效果。加水研磨，过滤取汁放入粥中。

【原文】

菠菜粥　《纲目》方："和中润燥。"按：兼解酒毒，下气止渴，根尤良，其味甘滑。《儒门事亲》①云："久病大便涩滞不通，及痔漏，宜常食之。"《唐会要》^②："尼波罗国^③献此菜，为能益食味也。"

【注释】

①《儒门事亲》：金代张从正撰，共十五卷，成书于1228年。书中前三卷为张从正亲撰，其余各卷由张氏口述，经麻知几、常仲明记录、整理而为完书。②《唐会要》：北宋王溥撰，共一百卷，是记述唐代各项典章制度沿革变迁的史书。始称《新编唐会要》，现简称《唐会要》，是中国历史上第一部《会要》专著。③尼波罗国：指现在的尼泊尔。

【译文】

菠菜粥　《本草纲目》里的方子："和中润燥。"按：也可以解酒毒，下气止渴，根的药效尤其好，它的味道甘甜滑润。《儒门事亲》说："久病大便涩滞不通，以及痔漏，适宜经常食用菠菜粥。"《唐会要》记载："尼波罗国将此菜献给朝廷，因为它能增进食欲。"

【原文】

甜菜粥　《唐本草》^①："夏月煮粥食，解热，治热毒痢。"又《纲目》方："益胃健脾。"按：《学圃录》："甜本作菾，一名菾莙菜，兼止血，疗时行^②壮热。诸菜性俱滑，以为健脾，恐无验。"

【注释】

①《唐本草》：即《新修本草》，官修中药著作，唐代苏敬等撰。本书有本草二十卷，目录一卷，又有药图二十五卷，图经七卷，计五十三卷。载药八百四十种，比《本草经集注》多了一百一十四种。②时行：又名时气，为感冒四时不正之气所致的流行性疾病。

【译文】

甜菜粥　《唐本草》记载："夏天煮粥食用，解热，治疗热毒痢。"另外，《本草纲目》里的方子为："甜菜粥益胃健脾。"按：《学圃录》记载："甜菜的甜本来写作菾，另一个名字叫菾莙菜，还能止血，治疗流行性疾病引起的高热。各种菜都有润滑之性，认为可用来补益脾脏，恐怕没有凭证。"

【原文】

莙菜^①根粥　《全生集》^②："治白浊。用根煎汤煮粥。"按：《本草》不载。其叶细皱，似地黄叶，俗名牛舌头草，即野甜菜，味微涩，性寒解热毒，兼治癣。《鬼遗方》云："捣汁熬膏药贴之。"

【注释】

①莙菜：又名牛舌菜、败毒菜、羊蹄大黄、鬼目、东方宿、连虫陆、水黄芹，子名金荞麦。气味（根）苦、寒、无毒。②《全生集》：即《外科证治全生集》，清代王洪绪撰。此书为外科专著，包括痈疽疮毒总论、临证医案、诸药制法及外科方剂。

【译文】

莙菜根粥　《全生集》记载："治疗白浊。用莙菜根煎汤，取汁煮粥。"按：《本草纲目》上没有记载。莙菜根的叶子又细又皱，像落地的黄叶，俗名叫牛舌头草，也就是野甜菜，它的味道微微发涩，性寒，能解热毒，还能治疗癣。《鬼遗方》说：“将秃菜根捣烂取汁，熬煮成膏状贴在患处。”

【原文】

　　芥菜粥　　《纲目》方：“豁痰辟恶。”按：兼温中止嗽，开利九窍。其性辛热而散耗人真元。《别录》谓“能明目”，暂时之快也。叶大者良，细叶有毛者损人。

【译文】

　　芥菜粥　　《本草纲目》上的方子：“消除痰饮，避邪气。”按：还能温中止嗽，开利九窍。芥菜的药性辛热会消耗人体真元。《别录》称芥菜“能明目”，这只是暂时的效果。叶子大的优良，叶子细且有毛的会损伤人体。

【原文】

　　韭叶粥　　《食医心镜》：“治水痢。”又《纲目》方：“温中暖下。”按：兼补虚壮阳，治腹冷痛。茎名韭白，根名韭黄。《礼记》谓韭为“丰本”，言美在根，乃茎之未出土者。治病用叶。

【译文】

　　韭叶粥　　《食医心镜》记载：“治疗水痢。”另外，也是《本草纲目》中的方子：“温补中下二焦。”按：也能补虚壮阳，治疗腹部冷痛。它的茎叫韭白，根叫作韭黄。《礼记》里称韭为“丰本”，意思是韭菜最有益处的是它的根，是茎没有出土的部分。治病用其叶。

【原文】

　　韭子粥　　《千金翼》：“治梦泄遗尿。”按：兼暖腰膝，治鬼交①甚效，补肝及命门，疗小便频数。韭乃肝之菜，入足厥阴经。肝主泄，肾主闭，止泄精尤为要品。

【注释】

　　①鬼交：心理学称之为梦交。古人认为凡是梦与鬼交的人，其气弱神衰是重要的内因。

【译文】

　　韭子粥　　《千金翼》记载：“治疗梦泄遗尿。”按：兼温暖腰膝，治疗鬼交症特别有效，补养肝脏和命门，治疗小便频数。韭是归属于肝脏的蔬菜，入足厥阴肝经。肝主疏泄，肾主闭藏，是止泄精非常有效的药物。

【原文】

　　苋菜粥　　《奉亲养老书》：“治下痢。苋菜煮粥食，立效。”按：《学圃录》：“苋类甚多，常有者白、紫、赤三种，白者除寒热，紫者治气痢①，赤者治血痢②，并利大小肠，治痢初起为宜。”

【注释】

　　①气痢：气滞肠胃，以下痢如蟹吐沫，秽臭稠黏，伴腹部胀痛等为常见症的痢疾。有实症和虚症之分。②血痢：痢下多血或下纯血者。中医称大便中带血不带脓的痢疾，即赤痢。

【译文】

苋菜粥　《奉亲养老书》记载："治疗下痢。苋菜煮粥食用，效果立显。"按：《学圃录》记载："苋类植物品种很多，常见的有白色、紫色、红色三种，白色的清除寒热，紫色的治疗气痢，红色的治疗血痢，并能通利大小肠。治疗下痢初起效果最好。"

【原文】

鹿肾①粥　《日华本草》："补中安五藏，壮阳气。"又《圣惠方》："治耳聋。俱作粥。"按：肾俗名腰子，兼补一切虚损。麋类鹿，补阳宜鹿，补阴宜麋。《灵苑记》②有鹿补阴、麋补阳之说，非。

【注释】

①鹿肾：又名鹿鞭，是雄性梅花鹿或马鹿的阴茎及睾丸部分，将鹿的阴部割下后除去残肉及油，脂风干而成。②《灵苑记》：即《灵苑方》，共二十卷，北宋沈括撰。

【译文】

鹿肾粥　《日华本草》记载："补益中焦，安和五脏，壮阳气。"另外，《圣惠方》记载："鹿肾粥治疗耳聋。鹿肾都是作为粥食用。"按：肾俗名腰子，能补益一切虚损。麋长得像鹿，补阳适合用鹿，补阴适合用麋。《灵苑记》有鹿补阴、麋补阳的说法，这种说法是不对的。

【原文】

羊肾粥　《饮膳正要》①："治阳气衰败，腰脚痛。加葱白、枸杞叶，同五味煮汁，再和米煮。"又《良疗心镜》："治肾虚精竭，加豉汁五味煮。"按：兼治耳聋、脚气。方书每用为肾经引导。

【注释】

①《饮膳正要》：中医营养学著作。元代忽思慧编撰。

【译文】

羊肾粥　《饮膳正要》记载："治疗阳气衰败，腰脚痛。羊肾加上葱白和枸杞叶，和五味煎煮取汁，再和米一起煮粥。"另外，《良疗心镜》记载："羊肾治疗肾虚精竭，加入豆豉汁和五味一起煮粥。"按：兼治耳聋、脚气。方书经常将羊肾用作肾经的引导药。

【原文】

猪髓粥　慈山参入。按：《养老书》①："猪肾粥加葱，治脚气。"《肘后方》："猪肝粥加绿豆，治溲涩，皆罕补益。肉尤动风，煮粥无补。"《丹溪心法》②："用脊髓治虚损，补阴兼填骨髓，入粥佳。"

【注释】

①《养老书》：即《奉亲养老书》。②《丹溪心法》：此当指《丹溪心法类集》，明代太医院御医杨珣著。

【译文】

　　猪髓粥　我自己创制的，录入书中。按：《奉亲养老书》记载："猪肾粥加上葱，治疗脚气。"《肘后方》说："猪肝粥加上绿豆，治疗渡涩，都很少有补养功效。肉特别容易引动肝风，煮粥没有补益作用。"《丹溪心法》记载："用猪脊髓治疗虚损，补阴气，填充骨髓，入粥效果很好。"

【原文】

　　猪肚粥　《食医心镜》："治消渴饮水。用雄猪肚煮取浓汁，加豉作粥。"按：兼补虚损，止暴痢，消积聚。《图经本草》曰："四季月宜食之，猪水畜而胃属土，用之以胃治胃也。"

【译文】

　　猪肚粥　《食医心镜》记载："治疗消渴多饮。选用雄猪肚，煎煮成浓汁，然后加入豆豉熬粥。"按：还可以补虚损，止暴痢，消除积聚。《图经本草》说："四季最后十八天适合食用猪肚粥，五行中猪属水畜而胃属土，用猪肚是在以胃治胃。"

【原文】

　　羊肉粥　《饮膳正要》："治骨蒸久冷。山药蒸熟，研如泥，同肉下米作粥。"按：兼补中益气，开胃健脾，壮阳滋肾，疗寒疝[1]。杏仁同煮则易糜，胡桃同煮则不燥，铜器煮损阳。

【注释】

　　[1]寒疝：指阴囊硬结、肿痛。由寒邪袭于厥阴经所致。症见阴囊冷痛肿硬、睾丸痛、阴茎不举、喜暖畏寒、形寒肢冷等。

【译文】

　　羊肉粥　《饮膳正要》记载："治疗骨间潮热，长时间寒冷。把山药蒸熟，研成泥状，和羊肉一起加入米中煮粥。"按：也能补中益气，开胃健脾，壮阳滋肾，治疗寒疝。和杏仁一同煮粥则更容易煮烂，和胡桃一起煮则粥味不腥膘，用铜器煮粥损伤人体阳气。

【原文】

　　羊肝粥　《多能鄙事》[1]："治目不能远视。羊肝碎切，加韭子炒研，煎汁下米煮。"按：兼治肝风虚热目赤，及病后失明。羊肝能明目，他肝则否，青羊肝尤验。

【注释】

　　[1]《多能鄙事》：全书十二卷，明代初期的类书，刘基撰。

【译文】

　　羊肝粥　《多能鄙事》记载："治疗眼睛不能远视之症。将羊肝切碎，加入韭子炒熟研磨，然后入锅煎煮，取汁和米煮粥。"按：兼治肝风虚热、目赤，以及病后失明。羊肝能明目，其他动物的肝脏则不能，青羊肝的效果尤其好。

【原文】

羊脊骨粥　《千金·食治》①方:"治老人胃弱。以骨捶碎,煎取汁,入青粱米煮。"按:兼治寒中羸瘦,止痢补肾,疗腰痛。脊骨通督脉,用以治肾,尤有效。

【注释】

①《千金·食治》:孙思邈的《千金要方·食治卷》,我国历史上最早的食疗记载。是一本中医典籍,具体讲述中医与食补。

【译文】

羊脊骨粥　《千金·食治》里面的方子:"治疗老年人胃气虚弱。用骨头把羊脊骨捶碎,煎汤取汁,和青粱米一同煮粥。"按:还可以治疗脾胃虚寒导致的身体瘦弱,止痢补肾,治疗腰痛。脊骨与督脉相通,用来治疗肾病,尤其有效。

【原文】

犬肉粥　《食疗心镜》:"治水气鼓胀。和米烂煮,空腹食。"按:兼安五藏,补绝伤①,益阳事,厚肠胃,填精髓,暖腰膝。黄狗肉尤补益虚劳,不可去血,去血则力减,不益人。

【注释】

①绝伤:指骨折之类的损伤。

【译文】

犬肉粥　《食疗心镜》记载:"治疗水气鼓胀。和米一起煮烂,空腹食用。"按:还能安五脏,促进骨折之类的损伤愈合,增强性功能,补养肠胃,补益精髓,温暖腰膝等部位。黄狗肉对补益虚劳尤为有效,不能把狗血去掉,去掉血的狗肉补益功能会减弱,对人没有好处。

【原文】

麻雀粥　《食治通说》①:"治老人羸瘦,阳气乏弱。麻雀炒熟,酒略煮,加葱和米作粥。"按:兼缩小便②,暖腰膝,益精髓。《食疗本草》曰:"冬三月食之,起阳道。"李时珍:"性淫也。"

【注释】

①《食治通说》:本草著作。南宋娄居中撰,共一卷。此书主要论述饮食疗法。②缩小便:即缩尿止遗,用具有益气补肾、收敛固涩作用的方药,治疗肾气不固所致遗尿、小便失禁的治法。

【译文】

麻雀粥　《食治通说》记载:"治疗老人羸瘦虚弱,阳气缺乏。将麻雀炒熟,用酒略煮,加入葱和米一起煮粥。"按:也能缩尿止遗,温暖腰膝部位,补益精髓。《食疗本草》里说:"冬天三个月食用麻雀粥,能增强性功能。"李时珍说:"这是麻雀性淫的缘故。"

【原文】

鲤鱼粥 《寿域神方》[①]:"治反胃。童便浸一宿,炮焦煮粥。"又《食医心镜》:"治咳嗽气喘,用糯米。"按:兼治水肿、黄疸,利小便。诸鱼惟此为佳。风起能飞越,故又动风,风病忌食。

【注释】

①《寿域神方》:即《臞仙寿域神方》,明代朱权撰。

【译文】

鲤鱼粥 《寿域神方》记载:"治疗反胃。用小孩子的尿浸泡一晚,炮制成焦黑色煮粥。"另外,《食医心镜》也记载:"治疗咳嗽气喘,要选择糯米。"按:兼治水肿、黄疸,通利小便。各种鱼类只有鲤鱼最好。起风的时候鲤鱼能飞越,所以鲤鱼能动风,由风邪导致的疾病不要食用鲤鱼。

【原文】

上煮粥方,上中下三品,共百种。调养治疾,二者兼具,皆所以为老年地,毋使轻投攻补耳。前人有食疗、食治、食医,及《服食经》、《饮膳正要》诸书,莫非避峻厉以就和平也。且不独治疾宜慎,即调养亦不得概施。如人参粥亦见李绛《手集方》,其为大补元气,自不待言,但价等于珠,未易供寻常之一饱。听之有力者,无庸攟入以备方。此外所遗尚多,岂仅气味俱劣之物?亦有购觅难获之品。徒矜博采,而无当于用,奚取乎?兹撰粥谱,要皆断自臆见,合前四卷,足备老年之颐养。吾之自老其老,恃此道也。乃或传述及之,不无小裨于世。谬妄之讥,又何敢辞!

是岁季冬月之三日慈山居士又书于尾。

【译文】

以上叙述的煮粥的方法,上中下三品,一共一百种。既能调养身子,又能治疗疾病,都是为老年人准备的,不要轻易地就用攻补的药物。前人有食疗、食治、食医,及《服食经》《饮膳正要》等书,全都是避免峻厉而食用平和药物。并且,不仅治疗疾病要谨慎,调养身体也不能一概施治。比如人参粥在李绛《手集方》中也有记载,其大补元气的功效自然不必多说,但是价格同珍珠一样贵重,哪里是寻常人家能够负担得起的。因此,听上去比较有效力的,本书也没有收录。此外遗漏的还有很多,难道是因为那些都是气味低劣的食物?也有难以购买到的东西。仅仅炫耀自己搜集的广博,而并不实用,又有什么可取之处呢?我所撰写的粥谱,主要是自己的见解,与前四卷一起,足够老年人颐养天年。我自己年老时就是遵从这些养生之道,如果能够流传下来,对世人也应该有点小益处。其中有些错误荒谬的地方,我又怎敢推脱呢!

这一年十二月三日慈山居士写在书后。